BINGHNGAIZBWT FUENGZCEIH

肺癌防治

Sawcuengh Caeuq Sawgun

壮汉双语

Cinz Gangh　Raiz

陈罡　著

Luz Yungjbinh　Hoiz

卢勇斌　译

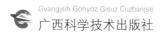

Gvangjsih Gohyoz Gisuz Cuzbanjse

广西科学技术出版社

图书在版编目（CIP）数据

肺癌防治：壮汉双语 / 陈罡著；卢勇斌译 . —南宁：广西科学技术出版社，
2021.12

（中国—东盟传统医药文库）

ISBN 978-7-5551-1722-3

Ⅰ.①肺… Ⅱ.①陈… ②卢… Ⅲ.①肺癌—防治—壮、汉 Ⅳ.① R734.2

中国版本图书馆 CIP 数据核字（2021）第 247531 号

FEIAI FANGZHI（ZHUANG HAN SHUANG YU）

肺癌防治（壮汉双语）

陈 罡 著 卢勇斌 译

组　　稿：朱杰墨子	责任编辑：赖铭洪　罗　风
责任校对：夏晓雯	特约编辑：莫蓓蓓　覃祥周
特约校对：韦淑英	责任印制：韦文印
封面设计：韦宇星	版式设计：桃　染

出 版 人：卢培钊 　　　　　出版发行：广西科学技术出版社
社　　址：广西南宁市东葛路 66 号　　邮政编码：530023
网　　址：http://www.gxkjs.com　　编 辑 部：0771-5864716

经　　销：全国各地新华书店
印　　刷：广西壮族自治区地质印刷厂
地　　址：南宁市建政东路 88 号　　　邮政编码：530023

开　　本：787 mm×1092 mm　1/32
字　　数：89 千字　　　　　　　　印　张：4
版　　次：2021 年 12 月第 1 版　　印　次：2021 年 12 月第 1 次印刷
书　　号：ISBN 978-7-5551-1722-3
定　　价：39.80 元

Moegloeg

目录

Cieng Daih'it　Nyinhrox Binghngaizbwt

Cieng Daihngeih　Rox Caeux，Duenqbingh Caeux，Ywbingh Caeux

Cieng Daihsam   Guh Ndei Fuengzre, Liz Gyae Binghngaizbwt

第三章　做好预防，远离肺癌

Nyinhrox Binghngaizbwt

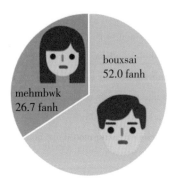

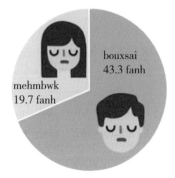

2015 nienz guek raeuz binghngaizbwt ngamq baenzbingh soqmoeg binghleih

2015 nienz guek raeuz binghngaizbwt deng dai vunzsoq

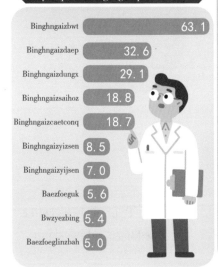

2015 nienz Cungguek gij cingzgvang baezfoeg yakrwix bingh dai gujeiq baiz youq daihcib gaxgonq（fanh）

Binghngaizbwt	63.1
Binghngaizdaep	32.6
Binghngaizdungx	29.1
Binghngaizsaihoz	18.8
Binghngaizcaetconq	18.7
Binghngaizyizsen	8.5
Binghngaizyijsen	7.0
Baezfoeguk	5.6
Bwzyezbing	5.4
Baezfoeglinzbah	5.0

Guek raeuz binghngaizbwt fatbingh bijliz sang gvaq binghngaizyijsen、binghngaizdungx、binghngaizcaetconq、binghngaizdaep、binghngaizsaihoz daengj baezfoeg yakrwix, binghngaizbwt dai vunz bijliz baiz youq gak cungj baezfoeg gaxgonq, dwg "ndaek daeuz binghngaiz".

Ndawde, youq ndaw gyoengq bouxsai, binghngaizbwt fatbingh bijliz caeuq dai bijliz cungj baiz cienzbouh baezfoeg yakrwix daih'it; youq ndaw gyoengq mehmbwk, binghngaizbwt fatbingh bijliz ngamq daemq gvaq binghngaizyijsen, baiz daihngeih, hoeng dai bijliz caemh baiz daih'it.

Aenbwt youq ndaw aek raeuz, aen gvaz aen swix, goemq youq baihgwnz simdaeuz, coh baihgwnz caeuq heiq doxlienz, daj ndaeng doeng baihrog. Aenbwt dwg vunzloih diemheiq hidungj gij gyoebbaenz bouhfaenh youqgaenj ndeu, suphaeuj yangjgi youq gizneix caeuq ndaw ndang raeuz daise cauhbaenz gij wyangjvadan gidij doxlawh, dajneix daeuj baujcwng gij yangjgi ndangvunz cingqciengz gaeuq moq daise aeu yungh.

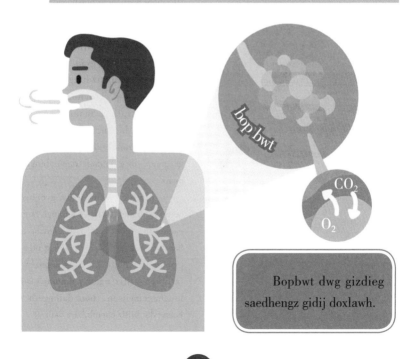

Bopbwt dwg gizdieg saedhengz gidij doxlawh.

Aenbwt mbouj dwg song vengq caezcup, dauq dwg haujlai vengq iq deng sienghmoz raeuzlwenq gyum youq gwnz bwt baen baenz. Ndawde, vengq bwt baihswix baen guh gwnz、laj song vengq, vengq bwt baihgvaz cix baen guh gwnz、gyang、laj sam vengq.

Aenbwt cujciz ndaej baen guh saedciz caeuq genhciz song aen bouhfaenh. Saedciz youz cawj hozgyongxsaej cug gaep baen nge.

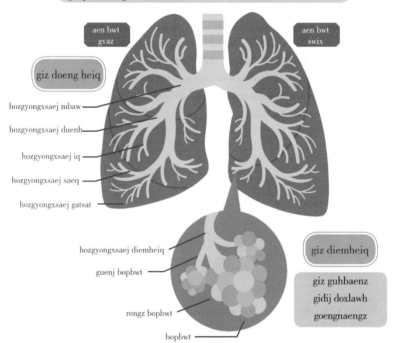

aen bwt gvaz

aen bwt swix

giz doeng heiq

hozgyongxsaej mbaw

hozgyongxsaej duenh

hozgyongxsaej iq

hozgyongxsaej saeq

hozgyongxsaej gatsat

hozgyongxsaej diemheiq

guenj bopbwt

rongz bopbwt

bopbwt

giz diemheiq

giz guhbaenz gidij doxlawh goengnaengz

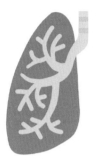

Danghnaeuz dawz aenbwt beijguh "gofaex hung" mbouj miz mbawfaex, diuz cawj hozgyongx couhdwg "ganjfaex", diuz hozgyongx fanfoek faennge couhdwg nge "gofaex hung" neix, gij "nge" ndaej lai daengz 23 ~ 25 gaep. Yienghneix, daj yihyoz daeuj yawj couh dawz diuz cawj hozgyongx cug gaep faen nge haenx hingzsiengq heuhguh "gofaex hozgyongx".

Genhciz aenbwt couhdwg ndaw bwt gezgou cujciz caeuq yezgvanj, linzbahgvanj caeuq sinzginghgvanj ndawde, cujyauq faenbouh youq seiqhenz gofaex hozgyongx, de miz haujlai sibauh ndaej haeb gaemz hung caeuq gij faensanq youq sinzgingh baihndaw fwnhmi sibauh, caeuq aenbwt menjyiz fuengzdingj, ndangdaej daise dem sinzgingh baihndaw fwnhmi gunghnwngz nemndaet mbouj ndaej doxbiek.

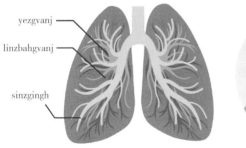

yezgvanj

linzbahgvanj

sinzgingh

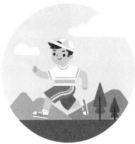

Daj neix ndaej raen, aenbwt dwg aen gi' gvanh ndangvunz youqgaenj raixcaix, aen bwt ndei dwg gij youqgaenj baujcwng hawj ndangdaej cujyau gihnwngz ndaej ndangcangq yinhhengz.

1 "Binghngaiz" —— Doekseng Daiq Daeuj

Raeuz mbouj yungh "gangj ngaiz naj bienq", aenvih ndaw sibauh ndang vunz sengcingz couh miz "ngaiz gihyinh", baugvat goekgaen binghngaiz gihyinh caeuq naenxdawz binghngaiz gihyinh haenx. Daj coh naemj eiq, gij cozyung gyoengqde doxdoiq.

Goekgaen binghngaiz gihyinh dwg sibauh demseng caeuq faenvaq sengleix diuzcez gihyinh, youq sibauh cingqciengz sengmaj fathung ndawde rapdawz gij cozyung mbouj yungh roxnaeuz mbouj ndaej noix.

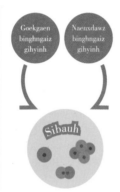

Naenxdawz binghngaiz gihyinh cauxbaenz aen vangjloz gamcwk, hawj gij sibauh deng gij doeg yizconz gig couh mbouj maj roxnaeuz bieng geq de dai bae, dajneix ndaej baexmienx gihyinhcuj deng sienghaih cienz roengz sibauh daihlaeng.

Ndigah, "ngaiz gihyinh" bouxboux cungj miz, hoeng mbouj dwg bouxboux cungj ndaej baenz baezfoeg. Cijmiz dang cingqciengz sibauh deng baihrog gij yinhsu cauhbaenz binghngaiz gig le, naenxdawz binghngaiz gihyinh noixsaet roxnaeuz daibae, goekgaen binghngaiz gihyinh ndaej fatlix, cauh baenz gihyinh gezgou canjseng sawqmwh bienqvaq roxnaeuz gihyinh biujdaz saetbae gaemguenj, sawj sibauh sengcingz cingqciengz swnghvuzyoz daegsingq fatseng gaijbienq, okyienh coh baezfoeg yakrwix fuengyiengq gaijbienq, couhdwg sibaug "ngaiz bienq" roxnaeuz "bienq rwix", caiqlij cauhbaenz baezfoeg sibauh mbouj duenh demmaj, seizneix raeuz gangj gij sibauh binghngaiz couh canjseng lo. Hoeng, gij yenzyinh caeuq gocwngz sibauh bienq binghngaiz hix gig fukcab, daengz seizneix hix mbouj caengz rox liux.

Bingzciengz gangj gij binghngaizbwt daengx coh heuh goekgaen fatbaenz hozgyongx binghngaizbwt, goekgaen dwg sibauh gwnznaeng hozgyongx nenzmoz, senzdij roxnaeuz bopbwt.

Youq gag cungj vanzging caeuq yizconz cauhbaenz binghngaizbwt yinhsu cozyungq baihlaj, bonjfaenh ndangvunz cingqciengz hozgyongx nenzmoz、sendij roxnaeuz bopbwt sibauh gwnz naeng sibauh baihndaw goekgaen binghngaiz gihyinh deng giklix, gij gihyinh ndoqdai ndaej youhyinx sibauh dai dem coihdauq DNA gihyinh fatseng gaijbienq, doeklaeng cauhbaenz cingqciengz sibauh cienjvaq baenz sibauh binghngaiz.

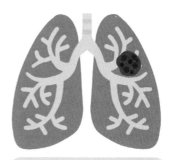

Baezfoeg dwg bingh gihyinh, dwg gij gezgoj "gihyinh fwtbienq" caeuq "gihyinh gunghnwngz saetdeuz".

Dajneix, raeuz ndaej rox, binghngaizbwt mbouj dwg daj uqlah yinx daeuj. Ndangvunz cingqciengz sibauh cienjvaq baenz sibauh binghngaiz dwg aen gocwngz fukcab aeu gak cungj cauhbaenz binghngaiz yinhsu cabhaeuj, baenznaengz aeu geij bi roxnaeuz geijcib bi seizgan daeuj guhbaenz, dwg daj lienghbienq daengz caetbienq.

Gij yinhsu cauhbaenz binghngaizbwt ciengz raen

Gij yinhsu daj baihrog daeuj

- Vayoz yinhsu
  - Doxgaiq cigciep cauhbaenz binghngaizbwt
  - Doxgaiq mbouj cigciep cauhbaenz binghngaizbwt
- Vuzlij yinhsu
  - Doxgaiq coicaenh cauhbaenz binghngaizbwt
- Veihswnghvuz yinhsu

Gij yinhsu daj baihrog daeuj

- Yizconz yinhsu
- Menjyizndojdeuz yihsu
- Mbangjdi bingh menhsingq ndaw bwt
- Nienzgeij
- Singqbied
- Ndangcangq cingzgvang

Citien

Goien deng lied guh A gaep gij doxgaiq cauhbaenz binghngaiz, citien dwg seiqgyaiq caeznyinh cungj yenzyinh youqgaenj cauhbaenz binghngaizbwt.

Hoengheiq uqlah

Baugvat rog ranz daihheiq uqlah caeuq ndaw ranz ranzdajcawj youz hoenz ciengzgeiz lohlangh.

Cizyez lohlangh

Lumj meizgvang gunghyinz ciengzgeiz faiqrin, wyangjvagveih, vazsizfwnj daengj, gyoengqde baenz binghngaizbwt gailiz lai sang gvaq gunghyinz youq gizwnq lauzdung vanzging haujlai.

Gij yinhsu Caeuq binghngaizbwt mizgven

Fwnhswj yizconzyoz gaijbienq

Boux baenz binghngaizbwt ciengz deng niemhdingh raen 3 hauh yenjswzdij gendinj veuqnoix, 10～20 cungj goekgaen binghngaiz gihyinh giklix roxnaeuz gihyinh naenxdawz dai.

Yinhsu wnq

Lumj yiengh bakcij cungjliuz binghdoeg uqlah, gij binghndawbwt menhsingq, veizswnghsu giepnoix daengj yinhsu caeuq binghngaizbwt fatseng miz itdingh gvanhaeh.

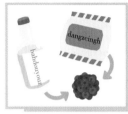

Gij doxgaiq coicaenh binghngaizbwt haemq daegbied, de dandoeg cozyung ndangvunz seiz mbouj miz gij cozyung cauhbaenz binghngaizbwt, hoeng hix ndaej coicaenh doxgaiq wnq youh yinxfat baenz baezfoeg, lumj ciengz raen bahdouyouz、sizbinj denhgyahci 、dangzcingh daengj.

Doxgaiq vayoz yinx baenz binghngaizbwt, daihbouhfaenh dwg gij doxgaiq ganciep cauhbaenz binghngaiz, youq ndaw ndang ndaej bienq lix, cungj vuzciz neix bingzciengz deng gaj dai youq ndaw daep. Hoeng aenvih vanzging deng uqlah youqgaenj, gwndaenj sibgvenq gaijbienq, lai cungj doxgaiq cauhbaenz binghngaiz haeuj ndaw ndangvunz le cwkrom caeuq doxbang. Danghnaeuz gij soqliengh doxgaiq cauhbaenz binghngaiz haeuj ndaw ndangvunz mauhgvaq gihdij bonjndang daise naengzlig, gihdij mbouj ndaej mied dai de aiq couh cauhbaenz baezfoeg.

Gohyozgyah yenzgiu fatyienh, vayoz cauhbaenz binghngaiz caeuq ndaw ndangvunz sibauh fwnhswj doxgiethab ndaej fazveih gij cozyung binghngaiz, bouhfaenh doxgaiq vayoz cauhbaenz binghngaiz caemh ndaej yinxhwnj ndangvunz baihndaw yizconz vuzciz DNA mbouj cingqciengz, neix caemh dwg lingh cungj cujyau yenzyinh cauhbaenz binghngaiz.

Doenghyiengh ganciep cauhbaenz binghngaiz aeu ginggvaq ndaw ndang cienjvaq le cijndaej cauhbaenz binghngaiz, doengh cungj vuzciz neix sup haeuj roxnaeuz gwn haeuj ndaw ndang bae le ganciep yinxhwnj baenz baezfoeg. Lumj iencaij ginggvaq feizcoemh canjseng siuhyouz, duhnamh roxnaeuz doengh gij haeuxgwn wnq fatmwt sengcanj vangzgiz meizduzsu daengj.

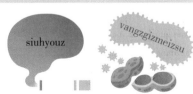

siuhyouz

vangzgizmeizsu

8 Gijmaz Dwg Vuzlij Cauhbaenz Binghngaiz

Baihnaj gaenq mingzbeg gij yinhsu vuzlij cauhbaenz binghngaiz cujyau miz denliz fuzse, swjvaisen fuzse caeuq saekdi gvangqvuz cenhveiz, seizgan aeudingh cauhbaenz binghngaiz haemq raez. Vuzlij cauhbaenz binghngaiz yinhsu ndaej sawj ndangvunz gak cungj cujciz, sibauhdij doiq ndaw vanzging roxnaeuz ndaw ndangdaej miz di yinhswj cauhbaenz binghngaiz caeuq bangbouj cauhbaenz binghngaiz yinhswj minjganjsing fatseng gaijbienq dajneix couh cauhbaenz binghngaiz, caemh ndaej sienghaih sibauh yizconz vuzciz, cauhbaenz bouxbingh daihlaeng engq yungzheih baenz baezfoeg.

Denliz fuzse dwg ceiq cujyau yinhsu vuzlij cauhbaenz binghngaiz, yienznaeuz mbouj miz cigciep cauhbaenz binghngaizbwt, hoeng ndaej cauhbaenz binghngaiznaeng、bwzyezbing daengj. Ndangvunz deng fuzse yied lai, fatseng baezfoeg yungzyiemj couh yied hung. Seizneix doiq soujgih caeuq dennauj fuzse ndaej mbouj ndaej cauhbaenz baezfoeg yakrwix yenzgiu gezgoj lij miz yawjfat mbouj doengz. Linghvaih, riengz yihliuz gisuz cinbu, X sesen、CT、soujsuz cabhaeuj, fangse ywbingh daengj yihliuzsing fangsesen doiq bouxbingh caeuq canghyw cauhbaenz binghngaiz fungyiemj, cungj aeu yawjndaek.

Ngoenznaengz gwndaenj, dak ndit mbouj gohyoz roxnaeuz doenggvaq dak nditndat hawj naeng bienqbaenz saek doengz geq caemh miz fungyiemj cauhbaenz binghngaiz. Dangyenz, cingqciengz diuzgienq baihlaj gihdij ndaej coihdauq doenghgij sienghaih neix, bouhfaenh mbouj ndaej coihdauq sibauh couh okyienh sengmaj dingzgwx roxnaeuz reuqroz dai bae, lumj bouxbingh binghnaenghawq nemsaek yungzheih baenz binghngaiznaeng. Daihliengh cwjvaisen lij ndaej buqvaih gihdij menjyiz hidungj gunghnwngz, sawj cingqciengz menjyiz yidungj gunghnwngz gyangqdaengq, ndigah ndaej coicaenh sibauh baezfoeg sengmaj.

10

Bwzciuq X benq、CT benq、MRI daengj yingjsiengyoz bangbouj genjcaz ndaej bangcoengh bouxbingh caeuq canghyw rox binghngaizbwt fatseng youq gizlawz, nyinhdingh gizyouq "vunzdig". Canghyw depmbonq caemh sibgvenq ciuq gij dieg daeuj gejnaeuz binghngaizbwt:

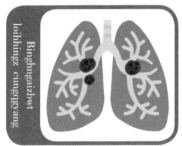

Baezfoeg fatseng youq duenh dem doxhwnj hozgyongx, couhdwg fatseng youq mbaw hozgyongx caeuq duenh hozgyongx.

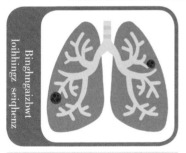

Baezfoeg fatseng youq duenh baihlaj hozgyongx.

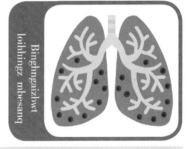

Baezfoeg fatseng youq hozgyongx saeq roxnaeuz bop bwt, mbesanq faenbouh youq song vengq bwt.

Doenghgij genjcaz caeuq dingh dieg ciengzseiz ndaej bangcoengh canghyw depmbonq miz muzdiz bae ywbingh, beijlumj soujsuz caeuq fangse ywbingh. Baezfoeg dingh dieg caemh dwg mizmbangj ywbingh lumj valiuz ywbingh caeuq fangse ywbingh daengj bingzgya ywbingh yaugoj yaek aeu gij canhgauj swhliu depmbonq.

11

Binghleix loihhingz binghngaizbwt baugvat binghngaizbwt sibauh iq（small cell lung cancer，SCLC）caeuq mbouj dwg binghngaizbwt sibauh iq（non small cell lung cancer，NSCLC）song cungj，ndawde NSCLC cujyau dwg yiengh gyaep gwnz naeng sibauh binghngaiz（binghngaizgyaep）、senngaiz caeuq binghngaiz sibauh hung.

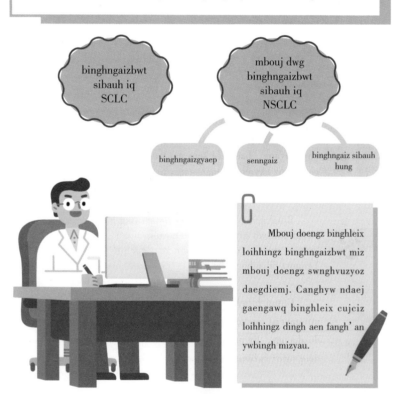

binghngaizbwt sibauh iq SCLC

mbouj dwg binghngaizbwt sibauh iq NSCLC

binghngaizgyaep

senngaiz

binghngaiz sibauh hung

Mbouj doengz binghleix loihhingz binghngaizbwt miz mbouj doengz swnghvuzyoz daegdiemj. Canghyw ndaej gaengawq binghleix cujciz loihhingz dingh aen fangh' an ywbingh mizyau.

Binghngaizbwt sibauh iq (SCLC) dwg binghngaizbwt ndawde faenvaq ceiq daemq, caemh dwg yakrwix cwngzduh ceiq sang ndawde cungj ndeu, ciemq sojmiz binghngaizbwt 13%, youq sojmiz binghngaizbwt loihhingz haemq daemq ndawde, caeuq citien gvanhaeh ceiq maedcaed.

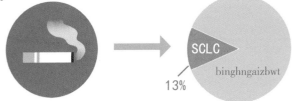

13%

 Cungj loih binghngaizbwt neix gvihaeuj loihhingz cungqgyang, baezfoeg sengmaj vaiqvud caemh yungzheih caeuxgeiz okyienh yienghsiengq linzbah sibauh caeuq roen lwed nodsenj.

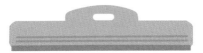 Binghngaiz sibauh baenz yiengh lingzhingz roxnaeuz yiengh linzbah sibauh, duenh ndeu byaisoem, hingzyiengh lumj yenmwz, dijciz haemq iq, caemh heuh de guh Yenmwz Sibauhngaiz gvaq.

 Cungj binghngaizbwt neix swnghvuzyoz daegsingq mingzyenj caeuq loihhingz binghngaizbwt wnq mbouj doxdoengz, lix ndaej 5 bi bijliz ngamq 1% ~ 2%, hoeng doiq vayoz ywbingh caeuq fangse ywbingh minjganj.

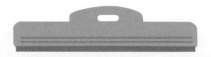

Binghngaizbwtgyaep dwg cungj loihhingz binghngaizbwt, ciemq sojmiz binghngaizbwt 30% ~ 35%. Cungj binghngaizbwt neix lai raen youq ndaw bouxsai geq, fatbingh caeuqcit ien gvanhaeh gig maedcaed.

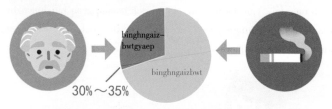

binghngaizbwtgyaep

binghngaizbwt

30%~35%

Cungj loihhingz binghngaizbwt neix lai gvihaeuj loihhingz cungqgyang, ciengzseiz daj hozgyongx iniu gwnz naeng ginggvaq yiengh gyaep gwnz naeng vaqseng bienq rwix cauhbaenz, gij cwngzfwn goekgaen ndaw ngaizsibauh yienghgyaep gwnz naeng ndaej dangguh gij gaengawq duenqbingh binghngaizbwtgyaep.

Baezfoeg sengmaj numqnat, nodsenj laeng, soujsuz cietcawz seizndei lai, cietcawz le lij lix ndaej 5 bi bijliz haemq sang, lai yungh cunghab ywbingh fuengfap, ndawde menjyiz genjcaz diemj gij ywciq naenxdawz lumj PD-1/PD-L1 ywciq naenxdawz lienzhab valiuz yozvuz yw binghngaiz sibauh yienghgyaep geizlaeng, gij ywbingh yaugoj depmbonq gig ndei.

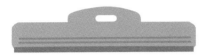

Binghngaiz senbwt caemh dwg cungj loihhingz ciengz raen ndeu, gaenh bi daeuj fatbingh vunzsoq swng doxhwnj mingzyienj, ciemq binghngaizbwt 35% ~ 40%, gaenq mauhgvaq binghngaizgyaep baenz cungj ceiq ciengz raen binghngaizbwt, mehmbwk mbouj cit ien baenz bingh raen lai, caiq fatbingh nienzgeij doh daemq gvaq binghngaizbwt sibauh iq caeuq binghngaizbwtgyaep, EGFR、ALK、ROS1 daengj gihdung gihyinh sawqmwh bienqvaq haemq ciengz raen.

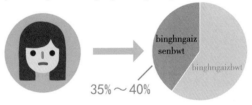

binghngaiz senbwt

binghngaizbwt

35% ~ 40%

Binghngaiz senzbwt daj baihrog daeuj yawj, dwg cungj loihhingz seiqhenz binghngaizbwt haemq lai, guenjlwed fouqmiz, mbangjgiz ciemqnyumx caeuq lwedbyaij nodsenj beij binghngaizgyaep caeux.

Aeu lai yungh cunghab ywbingh fuengfap, ndawde fwnhswj bajyiengq ywbingh sawj boux binghngaiz senbwt gujgeiq seizlaeng ndaej gaij ndei mingzyienj.

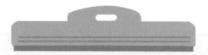

Binghngaiz sibauh hung gvihaeuj mbouj dwg binghngaizbwt sibauh iq caengz faenvaq, mbouj miz gij sibauhyoz gezgou caeuq menjyiz cujciz vayoz dwzcwngh binghngaizbwt sibauh iq, binghngaizsen, binghngaizgyaep, aeu ginggvaq soujsuz ciedcawz byauhbwnj caiq cungfaen aeu gij caizliuh binghleix daeuj guh ciengzgveih binghleix nyumxsaek caeuq menjyiz cujva baizcawz binghngaizgyaep、 binghngaizsen caeuq binghngaiz sibauh iq le doeklaeng cijndaej guh ok duenqbingh. Binghngaiz sibauh hung doxdoiq noix raen, ngamq ciemq binghngaizbwt 10%, raen lai youq ndaw gyoengq vunz citien、 bouxlaux、 bouxsai binghngaizbwt, ndaej fatseng youq laenzgaenh congh dou bwt roxnaeuz cihgi' gvanj henz dieg aenbwt.

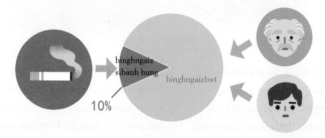

binghngaiz sibauh hung

binghngaizbwt

10%

Baezfoeg sengmaj vaiqvud, yakrwix cwngzdoh sang, yungzheih nodsenj daengz seiqhenz bwt cujcuz, hoeng nodsenj laeng gvaq binghngaiz sibauh iq, soujsuz ciedcawz seizndei haemq lai.

Binghngaizbwt maj daengz itdingh cwngzdoh le ndaej gag rox nodsenj, couh lumj gaxgonq aen ranz miz 4 boux vunz ngamq miz gan ranz gvangq 20 bingzmij cengqgengz ndaej youq, seizneix vunz gaenq demlai daengz 10 ~ 20 boux, vanzlij engq lai seiz, couh aeu lingh bae ra giz dieg youq.

Baezfoeg sibauh faenmbek lai le couh guh ok gietdingh, couhdwg "ciemqhaeuj" roxnaeuz "buenranz" "ciemqhaeuj" couhdwg coh seiqhenz cimqnyumx, "buenranz" couhdwg sihbauh binghngaiz nodsenj.

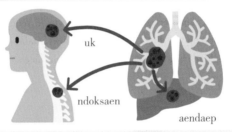

uk
ndoksaen
aendaep

Sibauh binghngaizbwt nodsenj gven daengz lai aen fwnhswj gihci, baihnaj gyoengq gohyozgyah cingqcaih haeujsim yenzgiu. Ciuq nodsenj fuengsik mbouj doengz, ndaej faen guh cigciep mbesanq、lwedbyaij nodsenj、hozgyongx mbesanq、linzbah nodsenj daengj. Binghngaizbwt nodsenj yienh'ok gonq faengeiz haemq laeng, gij fuengsik ywbingh aeu yungh caemh yaek riengz de gaijbienq.

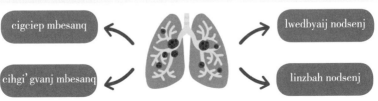

cigciep mbesanq ← lwedbyaij nodsenj

cihgi' gvanj mbesanq ← linzbah nodsenj

Cigciep mbesanq dwg gak cungj binghngaizbwt nodsenj fuengsik ceiq genjdanh, dieg mbesanq aenvih dieg hainduj baenz baezfoeg mbouj doengz hix mbouj doengz.

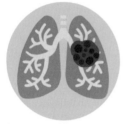

Coh baihndaw mbesanq, baezfoeg hung ndaej hawj dieg cungsim aenvih lwed noix vaih dai, guhbaenz conghhoengq binghngaiz.

Coh baihrog mbesanq, gij sibauh baezfoeg sengmaj saetbae gamguenj, mboujdan laengzsaek conghroen cihgi' gvanj, vanzlij ndaej yiengq ndaw bwt cujciz rog cihgi' gvanj mbesanq.

Binghngaizbwt Loihhingz henzrog dep gyawj henzrog aenbwt ndaej ciemqhaeuj gi' gvanh wnq bae, ndaej ndonj gvaq gehdek vengqbwt ciemqhaeuj vengqbwt doxnden.

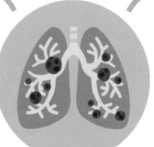

Roxnaeuz dwkbyongq i' mbang aen' aek le doek haeuj ndaw aek, ciep roengzdaeuj cauhbaenz binghngaizbwt sibauh youq ndaw aek doekndaem nodsenj.

Loihhingz cungqgyang roxnaeuz depgyawj raez gek baezfoeg engq yungzheih ciemqfamh gi' gvanh wnq, lumj cigciep ciemqfamh bangx aek, ndaw raeh gwk gigvanh caeuq cujciz wnq.

Vah gangj "ndaw singz feiz coemh haih daengz bya daemz" , baenz baezfoeg le, giz ceiq caeux "deng hux" hix dwg henzgyawj cujciz.

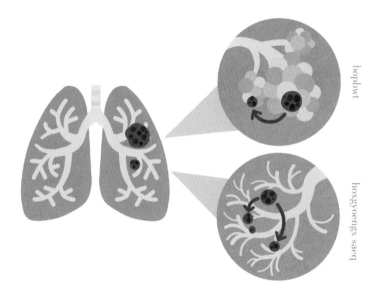

bopbwt

hoxgyoengx saeq

Binghngaiz sibauh bopbwt、hoxgyoengx saeq caeuq gwnz ciengz bopbwt gak cungj binghngaizbwt ngaizsibauh gig yungzheih doek, sibauh binghngaiz doekloenq couh ndaej ginggvaq diuz cihgi' gvanj mbesanq daengz ndaw cujciz henzgyawj bae, cauhbaenz aen cauq binghngaiz moq.

Ndaw bwt hamz miz linzbah cunzvanz, duqlinzbah nodsenj caemh dwg binghngaizbwt ceiq ciengz raen gij fuengsik nodsenj ndeu. Cungj nodsen fuengsik neix fatseng haemq caeux, vanzlij mbesanq vaiq. Baezfoeg sibauh ciemqnyumx ndonj gvaq ciengz guenj linzbah, doekloenq le riengz raemx linzbah ndaej daiq bae daengz mbangjgiz duqlinzbah (lumj duqlinzbah conghdou bwt, duqlinzbah gwnz ndoekgvaengzgiengz swix, duqlinzbah gwnz hoz daengj).

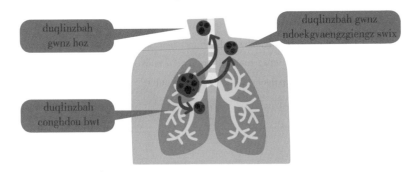

duqlinzbah gwnz hoz

duqlinzbah gwnz ndoekgvaengzgiengz swix

duqlinzbah conghdou bwt

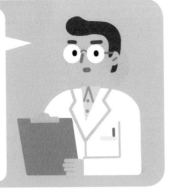

Mboujlwnh binghngaizbwt sibauh iq roxnaeuz mbouj dwg binghngaizbwt sibauh iq, geizbingh seizlaeng cungj miz gij cingzgvang linzbah nodsenj, hoeng binghngaizbwt sibauh iq youq caeuxgeiz hix ndaej ginggvaq linzbah nodsenj.

Duqlinzbah nodsenj youq duenqdingh binghngaizbwt faengeiz, dingh ywbingh fuengfap fuengmienh miz gij yiyi youqgaenj.

Lwedbyaij nodsenj dwg geizlaeng biujyienh binghngaizbwt, sibauh binghngaiz riengz megcaem lae dauq rugsim baihswix le, ndaej nodsenj daengz gak giz ndangvunz.

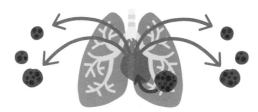

Gij lwedbyaij binghngaizbwt sibauh iq caeuq binghngaiz senbwt nodsenj beij binghngaizgyaep ciengz raen, ciengz raen nodsenj daengz giz uk、sen gwnz mak、ndok、daep daengj gi' gvanh caeuq cujciz.

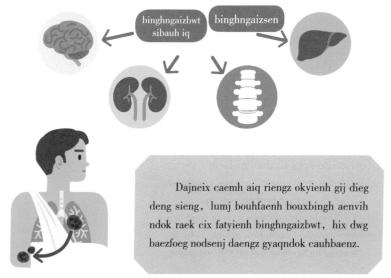

Dajneix caemh aiq riengz okyienh gij dieg deng sieng, lumj bouhfaenh bouxbingh aenvih ndok raek cix fatyienh binghngaizbwt, hix dwg baezfoeg nodsenj daengz gyaqndok cauhbaenz.

21

Rox Caeux, Duenqbingh Caeux, Ywbingh Caeux

Gij Depmbonq Biujyienh Binghngaiz– bwt Ceiq Lai Raen Miz Gijlawz

I

Ngamq baenz Binghngaizbwt cungj mbouj miz gijmaz bingh mingzyienj, ae roxnaeuz dwg gij bingh ngamq baenz seiz, gij bingh neix caeuq feiyenz roxnaeuz feigezhwz doxlumj, ndigah yungzheih duenhdingh mbouj deng. Hoeng Feiyenz gwn yw siuhyenz le couh mizyauq, feigezhwz gwn yw le bingh mingzyienj ndei lai, hoeng gij ae binghngaizbwt yinxhwnj gwn ywae bingzciengz mbouj mizyauq, gij cingzdoh ae caeuq gij dieg ngaizsibauh maj haenx mizgven. Doeklaeng cungj ae miz myaiz daiq lwed roxnaeuz ae ok lwed、aek in、diemheiq mbouj ndaej、gangj hoz hep、diemcaw、fatndat caeuq gij bingh senj le couh yinxhwnj dieg senj. Lij miz, binghngaizbwt lij ndaej doenggvaq canjok gihsu roxnaeuz gij doxgaiq dijyezsing faenbouh youq daengz ndang couh baenz lai cungj depmbonq biujyienh okdaeuj, mbangjseiz gij bingh gihsu yinxhwnj beij gij sienghaih bonjndang hung lai.

> Gij Binghyiengh "Fu Binghngaiz Cunghhozcwngh" Okdaeuj

Lwgfwngz (lwgdin) sot Lai raen dwg lwgfwngz (lwgdin) dot daih' it byai biz hung, dwg yiengh gaenzgyong gawh laux, ribfwngz sot dwk biencingz, youh ciengz in lai.

Bingh hohndok Binghngaizbwt sibauh canjok cungj daegbied doxgaiq neifaenhmiz ndeu senj daengz dieg hoh couh baenz hohndok raeng' in. Lai ok youq haet、feiz、cik、yauz daengj ndok caeuq hoh, ciengz caeuq lwgfwngz (lwgdin) sot caemh youq. Gij bingh neix ndaej youq bingh gig iq caeuq nanz deng rox seiz okdaeuj, youq bingh ndaw bwt ngaiz gvejok doeklaeng bingh couh mboujyouq. Gij bingh gyoengq rog bwt veih' wnq gihsu cunghhozcwngh neix yinxhwnj couh lai baenz gij saenqhauh geizcaeux binghngaizbwt, haeujsim faenbied gyoengq saenqhauh neix ndaej caeuxdi fatyienh binghngaizbwt.

24

Bingh Lwedgauhgai Ciengz raen youq binghngaizgyaep, aenvih sibauh baezfoeg faenmiz gyajcangbangzsen gihsu yinxhwnj.

Saenzging nohcing cunghhozcwngh Dwg bwt conjyizsing saenzging nohcing binghbienq, ndaej fatseng youq gonq geij ndwen roxnaeuz geij bi binghngaizbwt okdaeuj, gihsw mbouj cing, ndaej fatseng youq gak cungj binghngaizbwt, ndawde binghngaizbwt sibauh iq raen lai. Ceiq ciengz raen dwg dohfazsing couhveiz saenzgingyen、binghnaek nohcing mbouj miz rengz caeuq binghgi、uk iq bienqsing daengj.

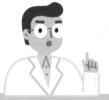

Danghnaeuz mwngz miz baihgwnz geij cungj bingh, seizneix youh miz bingh baihlaj okdaeuj, genyi gib bae yihyen guh genjcaz ndei.

1 Swgihsing ae haw 2 ～ 3 couh youh gang ganjyanj、yw ae mbouj mizyauq.

2 Gaenh 2 ～ 3 ndwen laebdaeb ndaw myaiz miz lwed caeuq ae ok lwed youh mbouj rox yienzyinh, caemh mbouj miz yienzyinh gizyawz ndaej gejnaeuz.

3 Boux yienzlaiz miz diemheiq binghnaiq, mboengqneix gij singciz ae youh gaijbienq.

4 Boux fanfoek caemh dieg ndeu baenz feiyenz, daegbied dwg boux bwt mbouj hai.

5 Boux duenqbingh dwg feigezhwz hoeng youq seiz yw haenx bingh youh gya naek.

6 Boux mbouj miz bingh cungdoeg, caemhcaiq singlwed、raemx ndaw aek gincingzsing gya lai.

7 Gij fatndat mbouj rox yienzyinh caemhcaiq gang ganjyanj yw mbouj mizyauq. Danghnaeuz bingh diemheiq ginghgvaq doiq bingh yw 2 couh lij mbouj ndei, daegbied dwg ndaw myaiz miz lwed, swgihsing ae haw, yienzlaiz miz diemheiq binghnaiq gya naek, wngdang gig singjgaeh aiq baenz binghngaizbwt.

Guek raeuz gij fanveiz yihliuz cihsiz senhconz mbouj cienzmienh geijlai, vunzlai ngamq miz gij bingh neix mbouj yawjnaek geijlai, danghnaeuz gvaq ndaej bi lai, daengz binghngaizbwt ciemqhaeuj baihhenz cujciz roxnaeuz senj le riengz yinxhwnj gij bingh cij yawjnaek, seizneix couh ok gij bingh ciemqhaeuj baihlaj:

1 Aen foeg ciemqhaeuj gij saenzging ndaw hoz couh sing hep.

2 Aen foeg ciemqhaeuj gij ginghmeg hangzgwnz, rox baenz naj、 hoz foeg dwk.

3 Aen foeg ciemqhaeuj byau aek rox baenz ndaw aek romraemx（lai dwg sing lwed）, raemx lai couh baenz heiqgip.

4 Aen foeg ciemqhaeuj byau aek caeuq ciengz aek, aek couh laebdaeb in lai.

5   Binghngaizbwt ciemqhaeuj dieg gwnz byai mbaw bwt couh rox hangz guj gi' gvanh cujciz bakaek haenx, lumj saenj ndoksej daih' it, laj ndokgvaengzgiengz doengh ginghmeg, saenzging genga, saenzging gyaugamj hoz daengj.Baenz aek in naek, ginhmeg gwnz gen ajlaux、 gen foeg、 ciengz aek caeuq gen yindung gazgiengh, lij miz caemh baih buengzda duengqre、 lwgbaed sukiq、 makda mboep bae ndaw、 gwnz naj mbouj miz hanh daengj.

6   Mboengqneix baenz gyaeuj in、 rubmyaiz、 daraiz roxnaeuz yawj doxgaiq mbouj saw daengj bingh saenzging hidungj caeuq dijcwng, yaek ngeix daengz gij gijnaenz binghngaizbwt sibauh senj bae ndaw uk.

7   Laebdaeb cungj baenz ndok dieg ndeu in、 lwed genjsing linzsonhmeiz roxnaeuz gaiqlwed hwnjsang couh yaek ngeix daengz senj bae ndaw ndok.

8   Gwnz dungx baihgvaz in、 daep foeg laux, coulwed genjcaz seiz rox gij suciz gunghnaengz daep gienjsinglinsonhmeiz、 denhmwnzdungh anhsonh'anhgih conyizmeiz、 yujsonhdozyangjmeiz roxnaeuz danjhungzsu daengj hwnjsang, yaek ngeix daengz senj bae ndaw daep.

9   Danghnaeuz youq lajnaeng lumh miz hohgiet, couh ngeix daengz senj bae lajnaeng.

10   Lwedhingz senj daengz gizyawz gi' gvanh, couh riengz baenz gij bingh gi' gvanh senj daengz.

3 Gyoengqvunz Lawz Yungzheih Ndaej Binghngaizbwt

Haujlai vunz baenz binghngaizbwt youq geizcaeux ndaej fatyienh aenvih gyoengqde dwg boux mywnh ndaej cungj bingh neix caemhcaiq youq dijgenj seiz deng fatyieh. Gyoengqvunz lawz dwg gyoengqvunz mywnh ndaej binghngaizbwt ne？

Cunghgoz Binghngaizbwt Fuengzyw Lenzmungz、Cunghvaz Yihyozvei Binghdiemheiqyoz Faenvih Binghngaizbwt Yozcuj、Cunghgoz Canghyw Cezvei Canghyw Diemheiq Faenvih Binghngaizbwt Gunghcoz Veijyenzvei dingh《Binghngaizbwt Saicaz Caeuq Guenjleix Cunghgoz Conhgyah Caemhrox》genyi guek raeuz gyoengqvunz gauhveih Binghngaizbwt dingh dwg nienzgeij ≥ 40 bi，caemhcaiq miz yiengh veizyienj yinhsuz baihlaj ndeu：

 Bi ndeu gwn ien ≥ 400 saenj（roxnaeuz 20 bau/bi），roxnaeuz gaxgonq gwn ien ≥ 400 saenj/bi（roxnaeuz bi ndeu ngeihcib bau），gaiq ien ＜ 15 bi.

 Miz seiqhenz roxnaeuz dieg hong dieg miz bauqluzsij，lumj boux ciepdaem sizmenz、biz、you、dungh daengj.

 Boux bingh bwt habhaeuj mansingcujswsing（COPD）、mizmansing bwtcienhveizva roxnaeuz gaxgonq miz bingh feigehwz.

 Boux gaxgonq baenz aen foeg singyak roxnaeuz miz binghngaizbwt gyahcuzsij，daegbied dwg itgaep vunzcaen gyahcuzsij.

 Miz gij ndwenngoenz ciengzgeiz deng diemheiq gij heiqien、hoenzfeiz caeuq dieg youq hoengheiq uhyanj naek.

Baihgwnz cungj dwg gyoengqvunz mywnh ndaej binghngaizbwt，yaekaeu dinghgeiz dijgenj.

28

Gij hingzsi Cungguek baenz binghngaizbwt youqgaenj dangqmaz, seizneix gij gailiz baenz bingh caeuq dai youq baenzfoeg singyak baiz daih'it.

> **Gij cujyau yienzyinh vunz Cungguek baenz binghngaizbwt gaili binghdai biensang**

Boux baenz bingh 70% duenqbingh seiz gaenq dwg seizlaeng

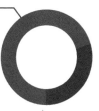
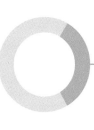

Sam boux ngamq miz boux ndeu miz gihvei guh soujsuz

Daezsang gij gailiz boux baenz binghngaizbwt lix ceiq mizyau couh-dwg song gaep fuengzre, couhdwg rox caeux、duenqbingh caeuq caeuq ywbingh caeux.

Gangj dahraix, danghnaeuz ndaej duenqbingh binghngaizbwt caeux, lij miz seizneix guh valiuz、fangliuz、bajyienq ciliuz daengj, gij bingh de ndaej hoizsoeng cwngzdu ceiqlaux youh mizyauq ietraez seiz lix.

Ndigah duenqbingh caeux、ywbingh caeux cij ndaej hawj vunzbingh lix ndaej nanz、gij cizlieng swnghhoz daezsang.

5 Vih Gijmaz Yaek Guh Cangzgveih Dijgenj

Raeuz dizcang vunz cingcangz miz diuzgen couh bi ndeu bae guh mbat ndangcangq dijgenj ndeu, caemhcaiq gyoengqvunz hong yungyiemj sang bi ndeu yaekaeu bae guh mbat dijgenj ndeu.

Yawjnaek laeb bingsij caeuq dangjanq dijgenj ndangcangq, gyoengq dangjanq neix ndaejbang boux canghyw duenqdingh gij gihvei baenz binghngaizbwt, lij youq aiq bingh lumj seiz guh gaengawq cihciz, bang boux canghyw duenhdingh engqndei caemhcaiq youq seizgonq guh'ok gij depmbonq gietdingh hableix.

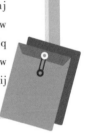

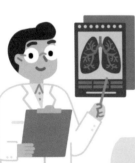

Doiq gyoengqvunz mywnh baenz, genyi bueng bi mbat ndeu, ceiq noix bi ndeu mbat ndeu guh aen bwt yingjsieng'yoz genjcaz.

Gaengawq genjcaz muzdiz mbouj doxlumj, hableix、mizyauq senj cungj ndeu roxnaeuz lai cungj yingjsieng'yoz genjcaz fuengfap.

Boux deng ngeizvaeg baenz binghngaizbwt yaek guh binghleix genjcaz cij ndei duenqdingh.

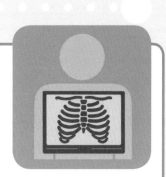

Gij cienzyw najaek X sienq genjcaz haemq noix、fuengbienh ndeiguh, gij sieng fuengse youh noix, dwg aen yingjsieng'yoz genjcaz hanghmoeg youq depmbonq yungh lai, hamz mbaw ben najaek baihnaj、baihhenz.

Hoeng guh najaek X sienq genjcaz mbouj beij guh CT、MRI daengj cinj, gig nanz raen gij binghbienq cwzging < 6 mm, youh youq vangok yawj mbouj raen, mbouj genyi guh gij soujduenh binghngaizbwt saicaz, lai guh soujcuz liux le bae fucaz.

Danghnaeuz doiq gij yingjsiengq mbaw ben najaek miz vwndiz roxnaeuz yaek cam gij sigez gij yienh'ok yingjsiengq mbaw ben najaek seiz, boux canghyw depmbonq baeznaengzrox genyi bouxbingh miz caenhdoiq guh yingjsiengq genjcaz（CT、MRI daengj）caeuq gizyawz genjcaz（PET–CT、neigveihging genjcaz daengj）.

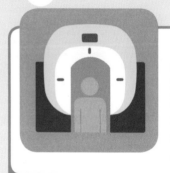

Najaek CT genjcaz ndaej genjcaz ok lai cungj yingjsiengq siusik youq X sienq nanz yawjraen. Najaek baenqluxsae CT gilieng noix dwg aen soujduenh guh binghngaizbwt saihcaz mizyauq ndeu, najaek gyagiengz CT couh guh duenqbingh binghngaizbwt.

Doenggvaq CT ndaej mizyauq genjok couhveizsingz binghngaizbwt seizcaeux, hwnj yamq ndeu dieg bingbien youq caeuq gij fanveiz faenbouh haenx, dwg seizneix gij yingjsiengq soujduenh duenqbingh binghngaizbwt, faenhgiz liuyau bingzgya caeuq yw gvaqlaeng doxcam ceiq naek caeuq yungh ceiq lai.

Doiq gij hohgiet duenqbingh mbat daih' it duenh mbouj ok haenx, yawj hohgiet laux iq, maeddoh bienqvaq, canghyw rox hawj bouxbingh guh dinghgeiz doxcam.

Gij cingzgvang baihlaj ndaej senj guh najaek MRI genjcaz:

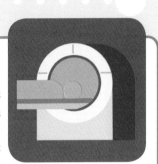

- Buenqdingh ciengzaek roxnaeuz raeh gek dwg mbouj dwg ngaiz ciemqhaeuj.
- Yienh'ok gij gvanhaeh gwnzbwt gouhliuz caeuq saenzging gen laeng lwedgvenj.
- Mbekfaenh gij gyaiqhanh baezfoeg bakbwt caeuq gij cujciz bwt mbouj hai caeuq laengzsaeksingq feiyenz.

Dawz boux bingh mbouj hawj yungh denjcauyingjgi daeuj gangj, MRI dwg aen genjcaz fuengfap baihgonq cazyawj cunggwz、 gi cingzgvang lwedgvenj ngaiz laux bakbwt ciemqhaeuj caeuq linzbahgez foeg laux.

MRI genjcaz doiq banh cuengqliuz gvaqlaeng cienhveizva caeuq cungjliuz fanj fuk baenz miz itdingh gyaciz, lij ndaej banh ok uk、 ngviz、 naujgizmoz、 conghngviz caeuq ndaw dungx caensangcien、 daep、 beiz daengj saedsing gi'gvanh dwg mbouj dwg senj gvaq.

Cienzyw MRI genjcaz sang gvaq X sienq genjcaz.

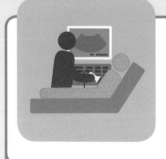

Causing genjcaz cijyau yungh youq fatyienh aen dungx gi'gvanh saedsing youh naek caeuq ndaw dungx、gij linzbahgez doeklaeng moeg dungx senj mbouj senj, hix ndaej gencaz gij linzbahgez gwnzgumh song baih ndokgvaengzgiengz.

Doiq gij binghbienq ndaw bwt henz ciengzaek roxnaeuz binghbienq ciengzaek, ndaej banh nangzsing、saedsing caeuq guh causing yinjdauj yaconhsw hozgenj; causing lij yungh youq cou dingqveih ndaw aek romraemx caeuq simbau romraenx lai.

Yaekaeu haeujsim couhdwg B cauh mbouj ndaej cazyawj daengz gij cingzgvang aen bwt bonjfaenh.

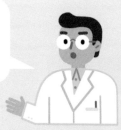

Seizneix gij gizyawz genjcaz lai yungh miz cingdenswj fazse gisongih duenhcaengz saujmiuz baenzsiengq (PET-CT), danhgvanghswj fazse gisongih duenhgyang saujmiuz baenzsiengq (SPECT) caeuq gujhozsu yienjsiengq (ECT) genjcaz.

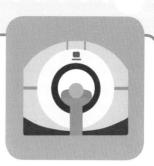

Ndawde PET-CT comz gunghnwngz baenzsiengq caeuq buq baenzsiengq caemh youq aen ndeu, gij lingzminjdu duenqbingh de miz 90% ~ 100%, dwg seizneix aen fuengfap ceiq ndei ndeu yungh youq gwnz depmbonq guh daengx ndang bingzgu baezfoeg yakrwix、ra baezfoeg cauq yienzfat.

ECT yungh youq saicaz baezfoeg senj bae ndok, lingzminjdu sang, wng aeu guh ciengzgveih genjcaz yungh dwk gveihfan yw binghngaizbwt caeuq gij mboengq bingzguh yw gvaqlaeng haenx.

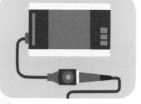

Neigveihging genjcaz miz hozgyongxging genjcaz、cunggwzging genjcaz、ging ndaw aek genjcaz, boiqhab binghhlijyoz genjcaz couh duenhdingh binghngaizbwt.

Binglijyoz Genjcaz

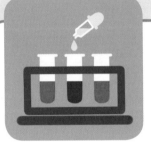

Binglijyoz genjcaz couhdwg aenlix cujciz binglij genjcaz, dwg seizneix aen byauhcunj dog bae dinghcinj binghngaizbwt, muzdiz dwg bang depmbonq doiq binghbien guh ok duenqbingh roxnaeuz daezndaej riz hawj duenqbingh, daezndaej gaengawq hawj depmbonq yungh yw caeuq duenqbingh gvaqlaeng.

Gij fuengfap binghlij genjcaz cujyau baengh gij biubonj sibauhyoz、hozgenj caeuq soujsuz cujcizyoz.

Ndawde, sibauhyoz biubonj cujyau daj cimsup sibauhyoz caeuq doekloenq sibauhyoz genjcaz daeuj, gij baihgonq dwg doiq gij sibauh biuhbonj linzbahgez dieg feuz caeuq bingh lajnaeng guh cimsaeq cuenhcaemz seiz cousup lai; gij baihlaeng dwg daj ndaw myaiz、raemxrom ndaw aek caeuq hozgyongxraemx guenq swiq bopbwt aeu sibauh biubonj. Myaiz sibauhyoz genjcaz dwg seizneix cungj duenqbingh fuengfap fouz dengsieng ceiq genjdanh fuengbienh ndeu bae duenh binghngaizbwt, hoeng aenvih minjganjsing daemq daengj gizhansing, cijndaej miz diemjok cozyung bae duenh binghngaizbwt.

Cujcizyoz biubonj cujyau dwg gij gep cujciz noix roxnaeuz haemq laux daj gingcienhveiz hozgyongxging nepok、cungq hozgenj concaemz ciedgvej caeuq soujsuz gvej roengzdaeuj.

Geij bi neix, aen genjcw gisuz moq ndeu, couhdwg raemx hozgenj okdaeuj, hawj duenqbingh cingcinj caeuq yw binghngaizbwt miz maqmuengh moq. Doenggvaq genjcwz gij cunzvanz baezfoeg sibauh lwedhenzrog (CTCs) caeuq cunzvanz baezfoeg DNA (ctDNA), bang canghyw guh seizcaeux duenh binghngaizbwt、gij cincanj bingh caeuq liuzyau saedseiz bingzguh.

Doenggvaq conhyez cawqleix gisuz caeuq liuzcaengz, aeu cujciz aenlix guh baenz 3 ~ 4 veihmij gepmbang, hawj daegdingh nyumx saek le, canghyw binghleix aeu yienjveihging daeuj cazyawj gij hingzdaiyoz daegdiemj cujciz sibauh couh guh ok cujcizyoz duenqbingh. Caemhcaiq, aeu mienjyiz cujva caeuq fwnhswj binghleix genjcwz gisuz daengj doiq binghngaizbwt guh cujcizyoz (ngaizgyaep、ngaizsien、binghngaizbwt sibauh iq daengj) caeuq fwnhswj faencingz (EGFR、ALK、ROS1 daengj gihyinh rub bienq) faenloih ndaej bang linzcong canghyw guh gij fangh'an bae yw.

Binghngaizbwt wng caeuq bingh feigezhwz、feiyenz daengj banh ok. Boux baenz feigezhwz miz gojnaengz rox hab baenz binghngaizbwt, yenzgiu caemh biujmingz: Boux baenz feigezhwz veizyiemjsing baenz binghngaizbwt mingzyienj gyasang. Yenzcwng gig ndaej seizgan raez hix dwg aen yienzyinh baenz baezfoeg yakrwix ndeu, caemhcaiq boux baenz binghngaizbwt caemh ngaih hawj yenzcwng ndaw bwt caebcomz. Ndigah, feigezhwz、feiyenz caeuq binghngaizbwt ndaej laebdaeb youq ndaw ndang bouxbingh ndeu fat bingh, hix miz gojnaengz caemhseiz fat bingh, hoeng mboujlwnh dwg cungj bingh lawz, cungj wnggai gibseiz gaenx bae yw.

Gij Daegdiemj Binghngaizbwt Caeuq Feigezhwz、Feiyenz ▶▶

Feigezhwz

Giuz feigezhwz, caemh heuh nok feigezhwz, fat youq duenhlaeng mbaw soem gwnz bwt caeuq duenh laj laengmbaw, yingjsieng'yoz ndaej raen gij biujyienh lumj aen foeg, binghbienq lai bi mbouj bienq, hoeng yungzheih caeuq binghngaizbwt gyauxlaux, gwnz depmbonq itbuen mbouj miz cingcueng, bouxbingh oiq lai raen. Bak bwt linzbahgez gezhwz couh yungzheih caeuq cunghyanghcingz binghngaizbwt dox gyauxlaux, lai raen youq bouxoiq, lai miz fatndat、hanhheu daengj gij cingcueng. Bak bwt linzbahgez gezhwz gang gezhwz ywbingh mizyauq.

Feiyenz

Feiyenz itbuen depmbonq biujyienh dwg ae、ae myaiz、fatndat daengj, lij ndaej ok gij raemhngaeuz ndaw bwt yingjsieng'yoz, danghnaeuz bouxbingh mbouj miz gij cingcueng singdoeg, aeu gangswnghsu yw le ndaej hoizsoeng. Mansing feiyenz danghnaeuz baenz yenzsing nokgyaj aen donz, caemh yungzheih caeuq binghngaizbwt gyauxlaux.

Binghngaizbwt

Binghngaizbwt youq gyoengq boux lauxgeq raen lai, cauq bingh maj hung ndaej bieng, lumj ae、myaizlwed、ae lwed、heiq dinj daengj, yw gang yenz caeuq gang gezhwz mbouj mizyauq.

13 Gij Faengeiz Binghngaizbwt

Doiq boux baenz binghngaizbwt, yaek gaengawq gij dingh moix bouxbingh gidij cingzgvangq guh fangh'an bae yw.

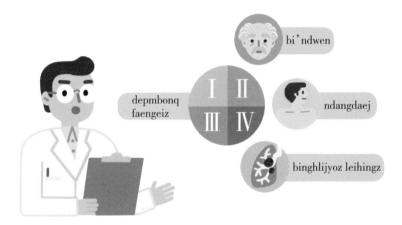

bi'ndwen

depmbonq faengeiz

I II
III IV

ndangdaej

binghlijyoz leihingz

Baezfoeg depmbonq faengeiz dwg aen cijbyauh youqgaenj ndeu cijdauj ywbingh, dwg aen cujyau diuzgen bae gietdingh bouxbingh dwg mbouj dwg hab guh soujsuz, valiuz caeuq cuengqliuz.

Itbuen daeuj gangj, faengeiz ndaej faen baenz it, ngeih, sam, seiq geiz, faengeiz yied caeux, ywbingh yaugoj yied ndei.

Ndaw guek yihyozgai doiq yw binghngaizbwt miz nyinhrox doxlumj moq:

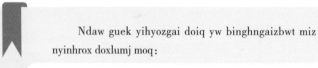

Doiq gij binghngaizbwt seizcaeux mbouj dwg sibauh iq binghbienq gughanh, couhdwg bouxbingh it geiz caeuq song geiz, doigawj yungh gvej mbawbwt gya baetseuq cunggwz linzbahgez; doiq bouxbingh deng mbouj ndaej soujsuz haenx, doigawj guh cuengqliuz; bajyiengq yw mbouj lied haeuj gij fanveiz boux baenz binghngaizbwt seizcaeux mbouj dwg sibauh iq soujsuz gvaqlaeng bangbouj yungh yw.

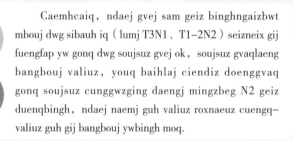

Caemhcaiq, ndaej gvej sam geiz binghngaizbwt mbouj dwg sibauh iq (lumj T3N1、T1–2N2) seizneix gij fuengfap yw gonq dwg soujsuz gvej ok, soujsuz gvaqlaeng bangbouj valiuz, youq baihlaj ciendiz doenggvaq gonq soujsuz cunggwzging daengj mingzbeg N2 geiz duenqbingh, ndaej naemj guh valiuz roxnaeuz cuengq-valiuz guh gij bangbouj ywbingh moq.

Binghngaizbwt sibauh iq couh doigawj aeu cunghhoz fuengfap valiuz veizcuj. Ciengzgveih mbouj doigawj binghngaizbwt sibauh iq guh soujsuz, loeklak hix miz bouxbingh hab gij yauhgiuz gvej ok, lumj boux cunggwz linzbahgez yinhsing, caemhcaiq mbouj senj.

Doiq sam geiz binghngaizbwt mbouj dwg sibauh iq mbouj ndaej gvej haenx, dwg aeu caemhyamq cuengqvaliuz daeuj yw gonq, boux ndang mbouj ndei、souh mbouj ndaej couh ngeix guh si'gvan cuengqvaliuz, couhdwg gaengawq bouxbingh gidij cingzgvang caiq laebdaeb guh valiuz.

Danghnaeuz gij nok goekfat laengzsaek hozgyongx bouxbingh yinxhwnj gij bingh laengzsaeksing feiyenz、gwnzroen diemheiq roxnaeuz gingmeg gwnzbak laengz-saek daengj, caemh ngeix cuengqliuz.

Youq ndaw gak cungj binghngaizbwt, bingh-ngaizbwt sibauh iq doiq cuengqliuz minjganjsing haemq sang, binghngaizgyaep baiz youq daihngeih.

Gij valiuz binghngaizbwt faen baenz：

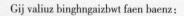

Bangcoh valiuz fap moq（couhdwg soujsuz gonq valiuz）		
Bangcoh valiuz（couhdwg soujsuz laeng valiuz）	Liuzcwngz itbuen dwg 4 aen couhgiz	

Hidungjsing valiuz — Liuzcwngz ceiq lai mbouj mauhgvaq 6 aen couhgiz

Gij song yw valiuz engqlai couhgiz youh mbouj ndaej lix lai.

Aeu gij fangh'an yw binghngaizbwt couh yaek yawj binglij loihhingz caeuq gij cingzgvang bouxbingh，boux ndang deng mbouj ndaej geijlai ndaej aeu danyw valiuz.

Doiq boux baenz binghngaizbwt mbouj dwg sibauh iq mbouj ndaej guh soujsuz，valiuz ndaej gya swnghcunzli、bingh ndei lai caeuq daezsang gij cizlieng ndwenngoenz，ndaej daengz 30% ～ 40% mizmbangj ndei lai，yaek 5% cungj ndei lai，cunghvei geiz lix ndaej dwg 9 ～ 10 ndwen，bi ndeu lix ndaej bijliz dwg 40%.

Gij yw lai raen miz Sunboz、 Gajboz、 Cangzcunh yuibinh、 Gizsihdahbinh、 Cwjsanhcunz、 Dohsih-cwjsanhcunz、 Dohsihdahsai caeuq Beizmeijgizsai daengj.

Seizneix doiqfeih binghngaizbwt sibauh iq yizsien valiuz doigawj fangh'an yw dwg miz Boz song yw lienzbab valiuz, lumj Cwjsanhcunz + Gajboz、 Dohsihcwjsanhcunz + Sunboz, roxnaeuz Cangzcunhyuibinh + Sunboz、 Gizsihdahbinh + Sunboz daengj.

Doiq bouxbingh mbouj dwg ngaizlinz yizsien valiuz lij ndaej aeu Beizmeijgizsai gya Sunboz roxnaeuz Beizmeijgizsai gya Gajboz, song valiuz fangh'an doigawj Dohsihdahsai roxnaeuz Beizmeijgizsai cungj yw ndeu ywbingh lai.

Doiq Binghngaizbwt sibauh iq, yizsien ywbingh ndaej aeu yw valiuz miz Yihdozbozganh（mingz wnq Cuzyezyijganh）、 Yihlizdigangh、 Sunboz、 Gajboz, gij lienzhab fangh'an lai yungh dwg Cuzyezyijganh + Sunboz, roxnaeuz Cuzyezyijganh + Gajboz.

Gij yw valiuz Binghngaizbwt sibauh iq fanj fuk baenz ndaej yungh hamz Cwjsanhcunz、 Dohsihdahsai、 Dohbozdigangh、 Yihlizdigangh、 Yivanzlinzsenhan、 Vanzlinzsenhan、 Dohyouzbijsingh daengj.

Bajyiengq ywbingh dwg gij daegbieb faenswj sibauh baezfoeg miz haenx guh bajdiemj, yw wngqyungh faenswj bajyiengq daegbiebsing gat gij swngh'vuzyoz gunghnaengz aen bajdiemj haenx, daj faenswj suijbingz daeuj senjdauq gij hingzveiz singyak sibauh baezfoeg, couh ndaej daengz aen muzdiz nyaenx baezfoeg maj caemhcaiq baezfoeg siubae.

Seizneix bajyiengq ywbingh fazcanj ndaej vaiq dangqmaz, laebdaeb miz yw bajyiengq moq gaihfaz ok.

Doiq geizbyai binghngaizbwt mbouj dwg sibauh iq yizsien ywbingh, guek raeuz 《IV Geiz Goekfat Binghngaizbwt Cungguek Ywbingh Ceijnamz（2021 banj）》 genyi IV geiz boux binghngaizbwt ywbingh gaxgonq guh fwnhswj binglijyoz genjcaz, couhdwg genjcwz majsang yinhswjsoudij（EGFR）dwg mbouj dwg rub bienq, caiq guh gij cwzlez ywbingh.

Seizneix danghnaeuz dwg bouxbingh EGFR minjganj rub bienq, ndaej aeu fwnhswj iq EGFR lozanhsonh giz meiz yicici（lumj gizfeihdiniz、wlozdiniz）bae ywbingh, hoeng danghnaeuz dwg bouxbingh EGFR hingz cwx roxnaeuz cangdai mbouj rox haenx couh mbouj genyi aeu cungj fuengsik neix bae ywbingh.

Dinghcinj fwnhswj bajdiemj gonq couh guh doxyinx bajyiengq ywbingh gaenq baenz gwnzbiengz caemh rox.

Guh Ndei Fuengzre,
Liz Gyae Binghngaizbwt

> Binghngaiz bwt dwg ndaej fuengre, fuengz bingh beij ywbingh engqgya youqgaenj.

Yinghgoz、Meijgoz daengj gij gunghyez fatdad guekgya, mwh 20 sigij 30 nienzdaih gij baezfoeg fatsengliz daegbied dwg binghngaizbwt fatseng bijliz gig sang. Hoeng daj 60 nienzdaih daeuj, aenvih mizyauq gaemhanh hoenz dem gaijndei daihheiq vanzging, daengz 80 nienzdaih, gaenh 20 bi, gij fatseng bijliz dem dai bijliz binghngaizbwt cungj gaenq mingzyienj doekroengz.

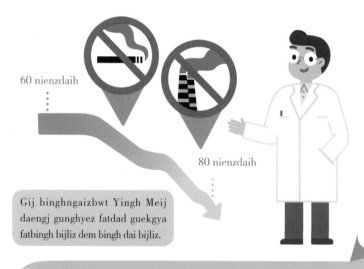

60 nienzdaih

80 nienzdaih

Gij binghngaizbwt Yingh Meij daengj gunghyez fatdad guekgya fatbingh bijliz dem bingh dai bijliz.

Ndigah, genhciz aeu fuengzre guh goek, dwg gaiq cosih mizyungh bae gyangqdaemq gij fatseng bijliz dem bingh dai bijliz aen binghngaizbwt.

Haujlai binghlah yenzgiu gezgoj naeuz, binghngaizbwt caeuq citien miz gvanheih gig maedcaed, citien ndaej daezsang gij fatbingh bijliz dem binghngaizbwt dai bijliz, gaiq ien ndaej gyangqdaemq gij fatbingh bijliz caeuq binghdai bijliz binghngaizbwt.

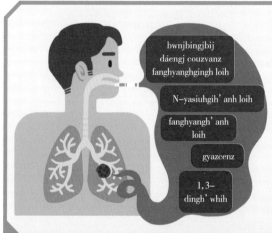

Ndaw ien miz 7000 lai cungj vayoz vuzciz, ndawde miz bak lai cungj doiq ndang vunz miz haih, gij miz haih vuzciz ceiq noix miz 69 aen gaenh rox deng binghngaiz.

20 bi gaxgonq citien, ngoenz cit mauhgvaq 20 saenj、boux binienz citien mauhgvaq 20 bi, dwg gyoengqvunz ceiq yungzheih baenz binghngaizbwt. Boux citien gaiq ien doiq ndang miz haujlai ndei.

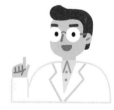

Bi lawz gaiq ien cungj ndei

Gaiq romh beij gaiq haemh ndei

Gaiq bae beij mbouj gaiq ndei

47

Boux citien boq heiq ien ok, bienqbaenz ien lw, cit haeuj roxnaeuz bungq ien lw couhdwg ien lw byaengqloh.

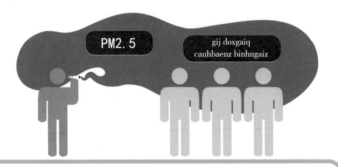

Hoenz ien daj bwt dem hoz boux citien boq ok, bienqbaenz naed PM2.5, gij PM2.5 ndaw ien lw naed mizhaih engq lai, rox cigciep haeuj ndaw bwt bae daengz lwed sinzvanz, doengzseiz ndaw heiq hamz miz bak cungj doxhwnj doxgaiq mizhaih dem gij doxgaiq baenz binghngaizbwt.

Ndigah raeuz mboujdan aeu gij genhgez daidu bae gaij ien, hix aeu gij genhgez daidu bae fanjdui uqlah ien lw.

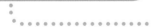

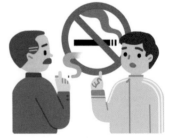

Boux guh hong miz binghngaizbwt fungyiemj sang yaek aeu guh ndei cizyez fuengzre.

Gij yinhsu guhhong nyinhdingh hawj vunz baenz binghngaizbwt cizyez, baugvaz doenghgij doxgaiq faiqrin、 swnh、 gw、 ne、 biz、 youz meizciuh、 gaiswjgi、 sanhluzgyazmiz、 luzgyazgyazmiz、 iencauj daengj dem ndat le fat okdaeuj, lij miz you、 leiz、 daengj gij doxgaiq fangsesing saihbienq seiz canjok dungh caeuq dunghswj、 gidenliz fuzse dem veihboh fuzse daengj.

Doenghgij yinhsu neix hawj gij yungyiemjsing binghngaizbwt fatseng demgya 3 ~ 30 boix. Boux lumh faiqrin baenz binghngaizbwt caeuq binghngaiz-najaek mingzyienj bienq sang.

Linghvaih, you byaengqloh caeuq binghngaizbwt hix miz gvanhaeh gig maenh. Gvaengzdieg dwk gvangq miz fangsesing, yaek caenhrengz gemjnoix bouxguhhong deng fuzse. Doiq boux byaengqloh youq doxgaiq baenz binghngaiz, aeu miz gij cosih baujhoh, gemjnoix dep doxgaiq baenz binghngaiz.

Fatyienh aenbwt miz bingh aeu haenqheiq bae yw, mansing cihgi' gvanhyenz caeuq feigezhwz daengj boux baenz bingh aenbwt bienqbaenz binghngaizbwt fatseng bijliz sang gvaq boux mbouj miz bingh aenbwt, gaenx yw gij bingh aenbwt doiq fuengzre binghngaizbwt mizik.

Gij heiqfeiq、foenxfaenj gunghyez swnghcanj cauh'ok，gij heiq gyauhdungh gunghgi cauh'ok caeuq gij heiq boux citien boq ok，cungj dwg goek hoengheiq uqlah.

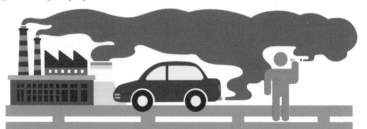

Hoengheiq deng uqlah ndawde miz haujlai cauhbaenz binghngaiz vuzciz，youq ndaw hawsingz deng uqlah，gihminz ngoenz ndoet haeuj bwnjbingbij sang gvaq 20 saenj ien，dwg cauhbaenz binghngaiz youqgaenj yinhsu.

Guh ndei gaemhanh hoengheiq uqlah，guh ndei hoengheiq uqlah fuengzre gunghcoz，gveihva gungghyez gensez hanghmoeg，gunghawj saekloeg haeujok dwg gij youqgaenj gunghcoz doiq fuengzre binghngaiz bwt.

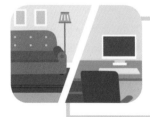

Hoengheiq uqlah mboujdan dwg baihrog vanzging hung uqlah，lij miz baihndaw vanzging hoengheiq uqlah，lumjbaenz ndawranz caeuq dieg guhhong.

Seizneix cauhbaenz ndawranz hoengheiq uqlah dwg cang ranz，aenvih sezgi、 yunghliuh、guhhong mbouj habdangq cauhbaenz，cujyau doxgaiq mizhaih dwg gyazcenz、bwnj、anh、dunghgi caeuq gaiq fangsesing yensu wnq.

Ndigah，cang ranz yaek genj gij vanzbauj caizliu hab guekgya ancienz biuhcinj. Ndawranz dem bangunghsiz yaek aeu doeng rumz，cang ranz le yaek guh hoengheiq genjcwz，ancienz cij ndaej bae youq.

Ndawranz gij meizien aeu daeuj fat ndat fat raeuj roxnaeuz ranzdajcawj fwnz coemh mbouj sat couhdwg gij yungyiemj yinhsu baenz binghngaizbwt， daegbied dwg doiq mehmbwk yingjyangj gig daih.

Mbangj lajmbanj caeuq diegbya，haujlai lij yungh ganjhaeux、 fwnzfaex、meiz daeuj coemh feiz，danghnaeuz doeng rumz mbouj ndei hawj heiq youz caeuq gaiq coemh mbouj sat bienqbaenz naed noix iq gvaq 10 veihmij，aen naed neix miz haujlai 3,4-bwnjbingbiz，cungj doxgaiq neix rox cauhbaenz binghngaiz.

Ndigah ranzdajcawj yaek aeu doeng rumz， lajmbanj mbangj diegbya ranz lawz mbouj miz diuzgen ancang youzyenhgih，yaek guh aen conghheuq ndei；ranz hawsingz yaek aeu ancang gij habgek youzyenhgih.

Doiq binghngaizbwt daeuj gangj, doiq gaiq yinhsu cauhbaenz binghngaiz yaek aeu gaenx bae fuengzre, dawz maenh yungyiemj yinhsu dwg fuengzre binghngaizbwt cungdenj.

Gij binghngaizbwt fatbingh cohyiengh bienqvaq caeuq vunz swnghhoz fuengsik lumj dajgwm、citien gwn laeuj、ganjyenj daengj gak cungj yinhsu bienqvaq miz cigsoh gvanhaeh, yienghneix, gaij gij mbouj hableix swnghhoz fuengsik、hableix dajgwm、lienhndang ngamjdoh、mbouj citien noix gwn laeuj、baujciz ndawsim cangqheiq daengj, doiq fuengzre baezfoeg、hawj ndangcangq miz yiyi gig sang.

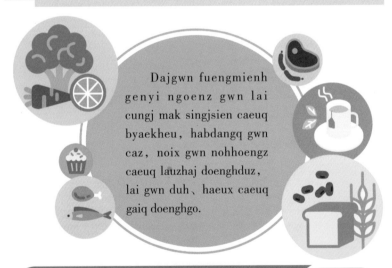

Dajgwn fuengmienh genyi ngoenz gwn lai cungj mak singjsien caeuq byaekheu, habdangq gwn caz, noix gwn nohhoengz caeuq lauzhaj doenghduz, lai gwn duh、haeux caeuq gaiq doenghgo.

Baujciz ndei ndangdaej danjgucunz suijbingz, habdoh diuzcez lweddangz suijbingz, baujciz hezyaz suijbingz youq ndaw cingqciengz fanveiz daengj doiq fuengzre baezfoeg yakrwix yunghcawq gig lai.

Yenzgiu fatyienh guh hozdung okrengz hix ndaej yingjyangj mbangj giz baezfoeg fatseng, ndigah genhciz guh habdangq hozdung, doiq fuengzre gij baezfoeg yakrwix miz ndeicawq.

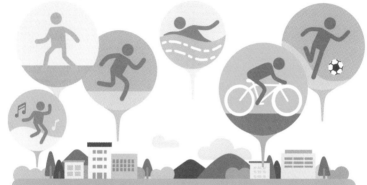

Genyi gaengawq cingzgvangq swhgeij guh diuqfoux、byaijvaiq、buet、youzraemx roxnaeuz gwih danci daengj doengheiq hozdung, hix ndaej habdangq dwkgiuz.

Mbangj ceijnamz hawj ndangcangq hix miz mingzbeg naeuz:

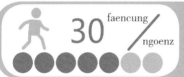

Vunzhung ngoenz ndeu wnggai guh okrengz hozdung 30 faencung doxhwnj, aen singhgiz wnggai genhciz guh 5 ngoenz doxhwnj.

Roxnaeuz guh hozdung doxbingq mengx 20 faencung doxhwnj, aen singhgiz wnggai genhciz guh 3 ngoenz doxhwnj.

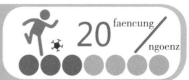

Baujciz ndangqnaek cangq heiq doiq fuengzre gij baezfoeg yakrwix miz haujlai cozyung ndei. Ndangbiz caeuq baezfoeg yakrwix miz gig daih gvanhaeh.

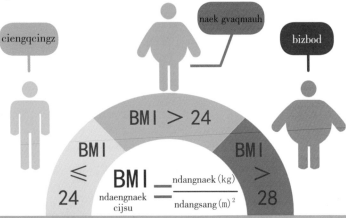

ciengqcingz

naek gvaqmauh

bizbod

$$BMI > 24$$

$BMI \leq 24$

$BMI > 28$

$$BMI \, \frac{ndangnaek\,(kg)}{ndangsang\,(m)^2}$$

ndaengnaek cijsu

Ndangqnaek cijsu (BMI) mauhgvaq 28 couh heuhguh biz, mauhgvaq 24 heuhguh naek gvaqbouh. Gaenh geij bi daeuj, biz baenz aen seiqgyaiq nanzdaez. Vihliux ndangcangq bouxbiz caeuq bouxnaek wnggai gemjbiz.

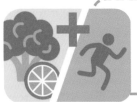

Yienznaeuz bouxvunz doiq gijgwn gaemhanh doiq gemjbiz miz itdingh cozyung, hoeng mbouj wnggai mbouj guh okrengz hozdung. Yw caeuq soujsuz ndaej yungh youq vunzlai ndangbiz daegdingh.

Gemjbiz wnggai daj seiz lwgnyez hainduj haeujsim, aen sevei wnggai engqgya gvansim.

Ien dwg baenz baezfoeg ceiq youqgaenj yinhsu.

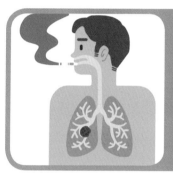

Gwn ien yinxhwnj binghngaiz caeuq coengzlai mbouj gwn ien ndaej gyangqdaemq baenz binghngaiz, aen saedsaeh neix mbouj yungh ngeizvaeg.

Miz baengzgawq naeuz, doiq boux vunz daeuj gangj couhdwg boux ndaej 50 bi roxnaeuz 60 lai bi gaenq ndaej baezfoeg, mbouj gwn ien lij ndaej gyangqdaemq fungyiemj.

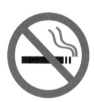

Doiq boux baenz baezfoeg daeuj naeuz, gwn baez laeuj ndeu cungj mizhaih, ceiq ndei dwg mbouj gwn.

Aen ndang bouxboux ngoenzngoenz cungj miz fwtbienq ngaizsibauh, hoeng neix mbouj dwg bouxboux cungj ndaej binghngaiz, aenvih aen ndang raeuz ndaej gibseiz mizyauq baizok ngaizsibauh, ndigah, menjyiz gunghnwngz aen ndang caeuq baenz binghngaiz miz haujlai gvanhaeh.

> Menjyiz hidungj dwg fuengzdingj gi' gvanh ndaw ndang raeuz, aen sibauh daj menjyiz hidungj okdaeuq guhbaenz fuengzdingj budui ndaw ndang raeuz, baujhoh aen ndang raeuz mbouj deng "vunzdig" baihrog "vunzdig" baihndaw ciemqhaih.

"Vunzdig"baihndaw cujyau miz binghdoeg、sigin、caengin daengj mizhaih bingyenzdij, gyoengq de ciemq seiz menjyiz hidungj couh ok haujlai "candoubudui" siumied de.

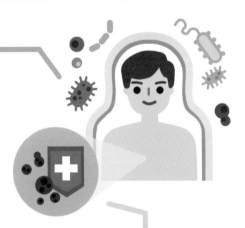

"Vunzdig" baihndaw cujyau miz di fwtbienq mbouj cingqciengz sibauh, dang ndaw ndang canjok mbouj cingqciengz sibauh seiz, hidungj couh ndaej nyinhrox okdaeuj, yienzhaeuh diuhdoengh "daegcungj budui" siumied de.

Menjyiz gunghnwngz doekdaemq seiz, couh mbouj miz banhfap nyinhrox binghngaiz sibauh fwtbienq; couhdwg nyinhrox okdaeuj suzdu menjyiz hidungj siumied binghngaiz sibauh goj gyaep mbouj ndaej suzdu binghngaiz sibauh gyalai, gij binghngaiz sibauh "doek muengx" hix aiq miz gihvei fazcanj baenz.

Vunz maj daengz baenzvunz le, gaenriengz bi'ndwen demgya, menjyizliz hix baez di doekroeng. Ndigah fuengzre binghngaizbwt couh aeu daezsang menjyizliz aen ndang raeuz, youq ngoenznaengz swnghhoz ndawde guh baenz swnghhoz sibgvenq ndei:

Baujciz simcingz ndei, soengswt gvaq saedceij ceiq youqgaenj.

Guh yiet giethab, yindung lienhdnang aeu ngamj ndang bonjfaenh, vanzlij wnggai miz seizgan yietnaiq cukgaeuq.

Aeu baujcwng ninz ndaej gaeuq ninz ndaej ndaek, danghnaeuz ninz mbouj gaeuq roxnaeuz ninz mbouj ndaek, gihdij ndangdaej rengz dingjgangq caemh doekdaemq.

Aeu haeujsim hableix gijgwn caeuq dajgwn veiswngh, baujcwng ndangdaej yingzyangj cukgouq.

Ndangcangq gwndaenj fuengsik dwg soujduenh youqgaenj baujciz ndangdaej menjyiz cangdai ndei.

Doiq bouxbinghngaizbwt daeuj naeuz, dajgwn hableix doiq bouj gij rengz aen ndang daise sihyau caeuq daezsang aen ndang menjyiz naengzlig, doiq cangqheiq miz yiyi naekdwd. Sojyij boux binghngaizbwt mbat dinghcinj. Wnggai hawj yihyen yingzyangjgoh doiq cangdai aen ndang guh hidungj bingzguh, yienzhaeuh guh' ok doxwngq fangh'an yingzyangj bangbouj caeuq gijgwn hobleix.

1 Bouxbinghngaizbwt guh soujsuz gaxgonq gij saehhangh dajgwn aeu haeujsim

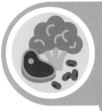

Doiq bouxyingzyangj mbouj ndei, danghnaeuz gyanndwnj mbouj miz vwndiz, ndaej swhgeij gwn, wnggai naemj hawj gwn yingzyangjbinj doiq ndaw saej mizyungh, gijgwn wnggai miz naengzliengh lai、danbwzciz lai、veizswnghsu lai、bangbouj yingzyangj, vih soujsuz guh ndei diuzgen.

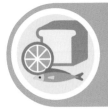

Bouxbiz lauz lai yingjyangj baksieng hoizfuk, wnggai youq guh soujsuz gaxgonq gamhanh ndangnaek, gwn gijgwn rengzliengh noix、danbwzciznoix、cihfangj noix.

Soujsuz baksieng rox yinxhwnj itdingh gunghnwngz gazngaih youq siuvaq hidungj, wnggai caenhvaiq bouj yingzyangj mizyungh dungxsaej.

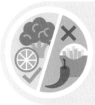

Danghnaeuz dungxsaej lij cwxcaih, ndaej gwn byaekheu caeuq mak daeuj bouj veizswnghsu, genj yungh gijgwn ndaej daezsang menjyizliz, mbouj gwn gijgwn miz swgizsing lai, lumj gij soemj manh, gijcaq daengj.

Ndaej gaengawq cingzgvangq vunzbingh diuzboiq gijgwn, hawj gwn yingzyangj sang ndei siuvaq, genyi lai gwn gijgwn miz veizswnghsu (byaek singjsien, makloih, haeuxloih), doengzseiz gwn gijgwn danbwzciz sang (lwgduh, gyaeq, cij, bya, nohcing daengj), noix gwn gijgwn soemjsaet, manh lai, diemz lai, ndongj lai daengj, mbouj gwn laeuj mbouj citien.

12 Dinghgeiz Dijgenj

Doiq vunz yungyiemj sang guh ndei fuengzre caeuq genjcaz, cizgiz yw gij bingh youq caengz bienqbaenz binghngaiz gaxgonq, mbouj hawj gij bingh bienqbaenz binghngaiz.

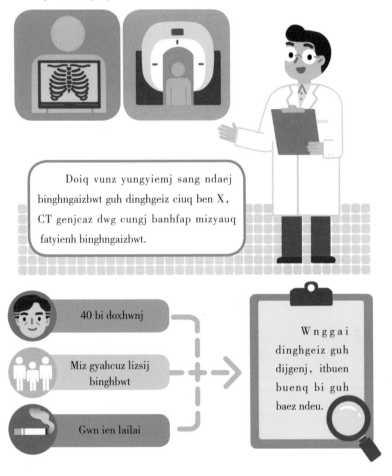

Doiq vunz yungyiemj sang ndaej binghngaizbwt guh dinghgeiz ciuq ben X, CT genjcaz dwg cungj banhfap mizyauq fatyienh binghngaizbwt.

40 bi doxhwnj

Miz gyahcuz lizsij binghbwt

Gwn ien lailai

Wnggai dinghgeiz guh dijgenj, itbuen buenq bi guh baez ndeu.

第 一 章

认识肺癌

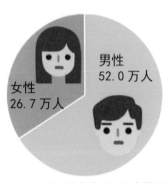

2015 年我国肺癌新发病例数

2015 年我国肺癌死亡人数

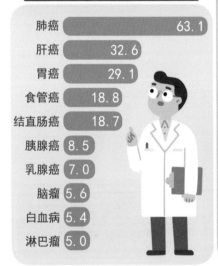

2015 年中国前 10 位恶性肿瘤死亡情况统计（万人）

肺癌	63.1
肝癌	32.6
胃癌	29.1
食管癌	18.8
结直肠癌	18.7
胰腺癌	8.5
乳腺癌	7.0
脑瘤	5.6
白血病	5.4
淋巴瘤	5.0

　　我国肺癌发病率高于肝癌、胃癌、食管癌、结直肠癌、乳腺癌等其他恶性肿瘤，肺癌死亡率也位居各大肿瘤之首，是"癌中之王"。

　　其中，在男性人群中，肺癌的发病率和死亡率均居全部恶性肿瘤的第一位；在女性人群中，肺癌发病率仅次于乳腺癌，位居第二，但死亡率也处于首位。

❷ 什么是肺

肺位于人体胸腔中，左右各一，覆盖于心脏之上，向上与气道相连，开窍于鼻。肺是人类呼吸系统的重要组成部分，吸入的氧气在这里与体内代谢产生的二氧化碳进行气体交换，从而保证人体正常新陈代谢所需的氧气。

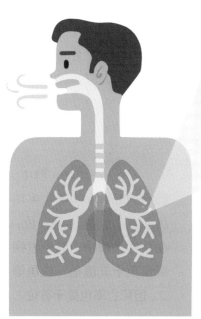

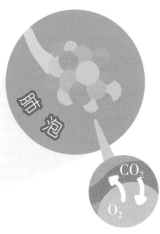

肺泡

CO_2

O_2

肺泡是气体交换的具体执行场所。

3 了解肺的结构和功能

肺并不是完整的两块，而是被覆盖在其表面的一层光滑的浆膜分成许多小叶。其中，左侧肺叶分为上、下两个肺叶，右侧肺叶则分为上、中、下三个肺叶。

肺组织可分为实质和间质两个部分。肺实质由主支气管逐级分支而构成。

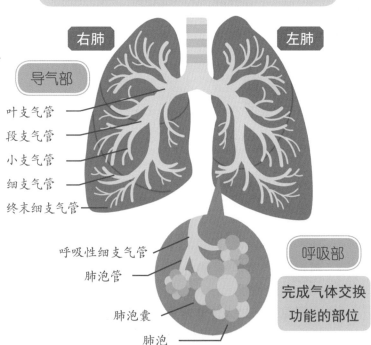

右肺　　　　　　左肺

导气部

叶支气管
段支气管
小支气管
细支气管
终末细支气管

呼吸性细支气管
肺泡管

肺泡囊
肺泡

呼吸部

完成气体交换
功能的部位

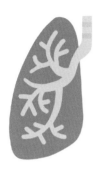

　　如果把肺比作一棵没有树叶的"大树"，主支气管则是"树干"，主支气管的反复分支构成了这棵"大树"的"枝桠"，这些"枝桠"可达23～25级。因此，医学上将逐级分支的主支气管形象地称为"支气管树"。

　　肺间质即肺内结缔组织以及分布其中的血管、淋巴管和神经，主要分布于支气管树周围，具有较多的巨噬细胞和散在的神经内分泌细胞，与肺脏的免疫防御、机体代谢调节及神经内分泌功能密不可分。

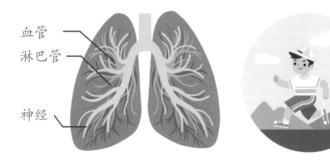

血管
淋巴管
神经

　　由此可见，肺是人体非常重要的器官，健康的肺是人体主要机能健康运作的重要保证。

我们不必"谈癌色变",因为人体细胞内天然就存在"癌基因",包括原癌基因和抑癌基因。顾名思义,它们的作用是相反的。

原癌基因是细胞增生和分化的生理调节基因,在细胞正常生长发育的过程中起着不可或缺的作用。

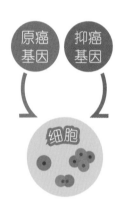

抑癌基因则形成一个监测网络,诱导任何受遗传毒性的刺激而发生生长停滞或老化的细胞发生凋亡,从而避免基因组的损害遗传到下一代细胞。

因此,"癌基因"人人都有,但并非人人都会长肿瘤。只有当正常细胞受到外界致癌因素的作用后,抑癌基因缺失或失活,原癌基因被激活,才会导致基因结构产生突变或基因表达失去控制,使细胞原有的正常生物学特性发生改变,出现向恶性肿瘤细胞方向的改变,即细胞"癌变"或"恶变",并且形成的恶性肿瘤细胞会不断增长,这时我们所说的癌细胞就产生了。然而,细胞癌变的原因和过程相当复杂,至今尚不完全清楚。

5 什么是肺癌

通常所说的肺癌全名叫原发性支气管肺癌，源自支气管黏膜、腺体或肺泡的上皮细胞。

在各种环境和遗传的致癌因素作用下，人体自身正常支气管黏膜、腺体或肺泡上皮细胞中原癌基因被激活，抑癌基因失活或缺失，诱导细胞死亡的凋亡基因以及修复 DNA 的基因发生改变，继而引起基因表达水平改变，最终导致正常细胞转化为癌细胞。

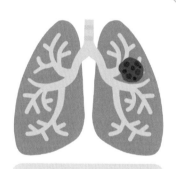

肿瘤是基因病，是基因突变和基因功能失调的结果。

由此，我们可以知道，肺癌不是由传染而来的。人体正常细胞转化为肺癌细胞是一个需要各种致癌因素参与的复杂过程，往往需要几年或数十年的时间来完成由量变到质变的过程。

6 引起肺癌的因素有哪些

常见的致肺癌因素

- 外源性因素
  - 化学因素
    - 直接致癌物
    - 间接致癌物
    - 促癌物
  - 物理因素
  - 微生物因素
- 内源性因素
  - 遗传因素
  - 免疫逃逸因素
  - 某些慢性肺部疾病
  - 年龄
  - 性别
  - 身体健康状况

与肺癌有关的因素

吸烟

烟草被列为A级致癌物，吸烟是世界公认的引起肺癌最主要的原因。

空气污染

空气污染包括室外大气污染和室内厨房油烟长期暴露。

职业暴露

如煤矿工人长期接触石棉、二氧化硅、滑石粉等，他们发生肺癌的概率远远高于其他劳动环境的工人。

分子遗传学改变

肺癌患者常被检测到3号染色体短臂缺失，10～20种原癌基因激活或抑癌基因失活。

其他因素

如人乳头状瘤病毒感染、慢性肺部疾病、维生素缺乏等因素亦与肺癌发生存在一定的联系。

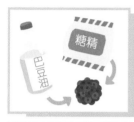

促癌物比较特别，这类物质单独作用于人体时无致癌作用，但是却能够促进其他物质诱发肿瘤的形成，如常见的巴豆油、食品添加剂糖精等。

化学致癌物大部分为间接致癌物，在体内可活化，这类物质通常在肝脏灭活。但由于环境污染加重、生活饮食习惯改变，多种致癌物进入机体后会产生累积作用和协同作用。如果进入人体的致癌物剂量超过机体本身代谢转化的能力，机体不能够将其灭活就会导致肿瘤发生。

科学家研究发现，化学致癌物与人体内的细胞大分子结合从而发挥致癌的作用，部分化学致癌物也可引起人体内遗传物质 DNA 异常，这也可能是另一种导致癌症发生的主要原因。

间接致癌物须经体内转化活化后方可致癌，这类物质吸入或食入人体后会间接引起肿瘤的发生，如香烟经过燃烧产生的焦油，花生或其他谷物发霉所产生的黄曲霉毒素等。

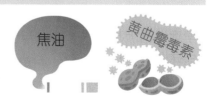

焦油　黄曲霉毒素

8 什么是物理致癌

目前已经明确的物理致癌因素主要有电离辐射、紫外线辐射和一些矿物纤维，致癌需要的时间较长。物理致癌因素可使人体各种组织、体细胞对环境中或身体内的某些致癌因子和辅助致癌因子的敏感性发生改变从而致癌，也可损伤细胞遗传物质，导致患者后代罹患肿瘤的易感性增加。

电离辐射是最主要的物理致癌因素，虽然没有直接引起肺癌，但可引起皮肤癌、白血病等。人体所受的辐射剂量越大，发生肿瘤的危险就越大。目前对手机和电脑辐射能否引起恶性肿瘤的研究结果还存在争议。另外，随着医疗技术的进步，X射线、CT、介入手术、放射治疗等医疗性放射线的广泛使用，对患者和医疗工作者的致癌风险值得重视。

日常生活中，不科学地晒太阳或者通过暴晒让皮肤变古铜色也存在致癌风险。当然，正常情况下机体可修复这些损伤，部分不能修复的细胞则出现生长停滞或凋亡，如着色性干皮病患者易患皮肤癌。大量的紫外线还能破坏机体免疫系统的功能，使正常的免疫系统功能降低，因而能促进肿瘤细胞的生长。

拍X线、CT、MRI等影像学辅助检查可以帮助患者和医生了解肺癌发生在哪里，明确"敌人"的位置。临床医生也习惯按照部位来解释肺癌：

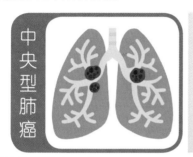

肿瘤发生在段及以上的支气管，即发生在叶支气管及段支气管。

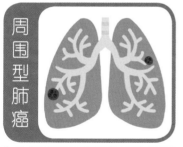

肿瘤发生在段以下的支气管。

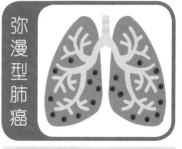

肿瘤发生在细支气管或肺泡，弥漫分布于两肺。

这些检查和定位通常可以帮助临床医生有目的地进行治疗，比如手术和放射治疗。肿瘤的定位也是某些治疗如化学治疗和放射治疗等评价疗效所需要的临床参考资料。

肺癌的病理类型包括小细胞肺癌（small cell lung cancer，SCLC）与非小细胞肺癌（non small cell lung cancer，NSCLC）两大类，其中 NSCLC 主要为鳞状上皮细胞癌（鳞癌）、腺癌和大细胞癌。

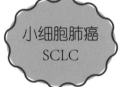

小细胞肺癌
SCLC

非小细胞肺癌
NSCLC

鳞癌　　腺癌　　大细胞癌

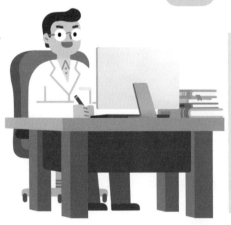

不同病理类型的肺癌具有不同的生物学特点，医生可以根据病理组织类型制定有效的治疗方案。

11 什么是小细胞肺癌（SCLC）

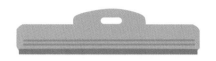

小细胞肺癌（SCLC）是肺癌中分化最低，也是恶性程度最高的一种，占所有肺癌的 13%，在所有肺癌亚型中，与吸烟的关系最为密切。

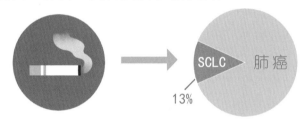

 此类肺癌多属于中央型，肿瘤生长迅速且易在早期出现淋巴转移及血行转移。

 癌细胞呈短梭形或淋巴细胞样，一端稍尖，形如燕麦，体积较小，也曾称燕麦细胞癌。

 此类肺癌的生物学特性明显不同于其他类型的肺癌，5 年存活率仅 1% ～ 2%，但对化学治疗及放射治疗敏感。

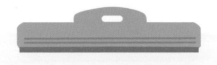

　　肺鳞癌为常见的肺癌类型，占所有肺癌的30% ～ 35%。这一类肺癌多见于老年男性，发病与吸烟关系十分密切。

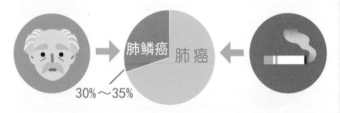

　　这种类型的肺癌多属于中央型，常由支气管黏膜上皮经鳞状上皮化生恶变而来，癌细胞中鳞状上皮来源的成分可作为诊断肺鳞癌的根据。

　　肿瘤生长缓慢，转移晚，手术切除机会大，切除后 5 年生存率较高，多采用综合治疗方法，其中免疫检查点抑制剂如 PD-1/PD-L1 抑制剂联合化疗药物对治疗晚期肺鳞癌显示出良好的临床疗效。

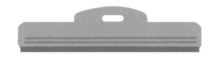 13 什么是肺腺癌

肺腺癌也是常见的肺癌类型，近年来发病率呈明显上升趋势，占所有肺癌的 35% ～ 40%，已超越肺鳞癌成为最常见的肺癌，不吸烟女性多见，且发病年龄普遍低于小细胞肺癌和肺鳞癌，表皮生长因子受体（EGFR）、间变性淋巴瘤激酶（ALK）、ROS 原癌基因 1 受体酪氨酸激酶（ROS1）等驱动基因突变较为常见。

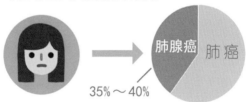

肺腺癌 肺癌

35% ～ 40%

肺腺癌外观上以周围型肺癌为主，血管丰富，局部浸润和血行转移较肺鳞癌早。

多采用综合治疗方法，其中分子靶向治疗使肺腺癌患者的预后得以显著改善。

大细胞肺癌属于未分化的非小细胞肺癌，没有小细胞肺癌、腺癌和鳞癌的细胞学、结构和免疫组织化学特征，必须经手术切除标本且充分病理取材后进行常规病理染色和免疫组化排除鳞癌、腺癌和小细胞肺癌等其他类型肺癌之后才可最终做出诊断。大细胞肺癌相对少见，仅占肺癌的10%，多见于吸烟、老年、男性肺癌患者，可发生在肺门附近或肺边缘的支气管。

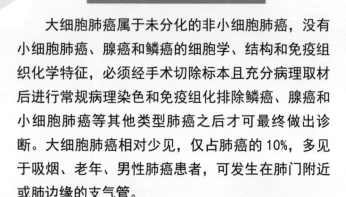

10%

大细胞肺癌

肺癌

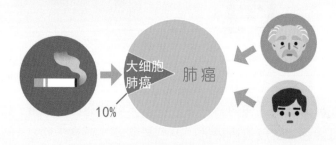

肿瘤生长迅速，恶性程度高，容易转移至周围肺组织，但转移较小细胞肺癌晚，手术切除机会较大。

15 肺癌会转移吗

肺癌长到一定程度之后便会进行转移，就像原先4口之家20平方米的房子勉强可以住，当人口增加到10～20口，甚至更多的时候，就需另找住处。

肿瘤细胞分裂多了就会做一个决定，那便是"入侵"或者"搬家"，"入侵"就是向周围浸润，"搬家"就是癌细胞转移。

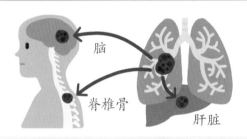

脑
脊椎骨
肝脏

肺癌细胞转移涉及多个分子机制，目前科学家们正在努力研究。按照转移方式不同，可分为直接扩散、血行转移、支气管内播散、淋巴转移等。肺癌转移预示着分期较晚，需要采取的治疗方式也会随之改变。

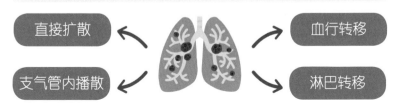

直接扩散　　血行转移

支气管内播散　　淋巴转移

直接扩散是各种肺癌最简单的转移方式，扩散的部位因原发肿瘤部位不同而异。

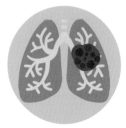

向内扩散，巨大的肿瘤可发生中心部位缺血性坏死，形成癌性空洞。

向外扩散，生长失控的肿瘤细胞不仅阻塞支气管管腔，还可向支气管外的肺组织内扩展。

靠近肺外围的外周型肺癌可侵犯其他器官，可穿越肺叶间裂侵入相邻的肺叶。

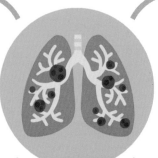

或突破胸膜后脱落进入胸膜腔，继而造成肺癌细胞在胸膜腔中的种植转移。

中央型或靠近纵隔的肿瘤更容易侵犯其他器官，如直接侵犯胸壁、纵隔内的其他组织和器官。

所谓"城门失火，殃及池鱼"，发生原发性肿瘤后，最先"遭殃"的地方便是附近组织。

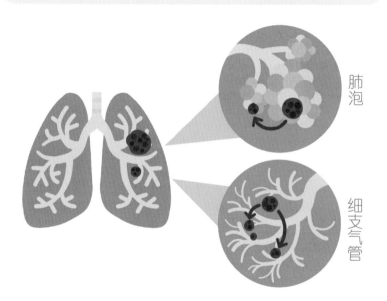

肺泡

细支气管

肺泡细胞癌、细支气管和肺泡壁上的各种肺癌癌细胞很容易脱落，脱落的癌细胞便可以经支气管管道扩散到邻近的组织中，形成新的癌灶。

18 什么是肺癌淋巴转移

　　肺内含有淋巴循环，淋巴结转移也是肺癌最常见的转移方式之一。这种转移方式发生较早，且扩散速度快。浸润的肿瘤细胞穿过淋巴管壁，脱落后随淋巴液被带到局部淋巴结，如肺门淋巴结、左锁骨上淋巴结、颈部淋巴结等。

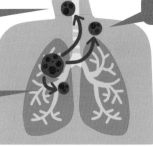

颈部淋巴结

左锁骨上淋巴结

肺门淋巴结

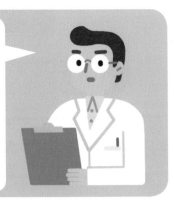

　　无论小细胞肺癌还是非小细胞肺癌，病程晚期均有淋巴转移的情况存在，而小细胞肺癌在早期便可经淋巴转移。

　　淋巴结转移在判断肺癌分期、确定治疗方法方面具有重要的意义。

血行转移是肺癌的晚期表现，癌细胞随肺静脉回流到左心室后，可转移到体内任何部位。

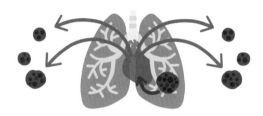

小细胞肺癌和腺癌的血行转移比鳞癌常见，常见转移部位为脑、肾上腺、骨骼系统、肝等器官和组织。

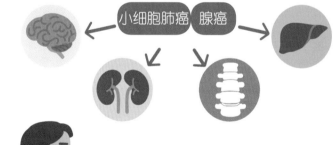

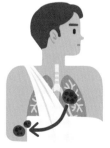

由此也可能出现相应部位损害所产生的症状，比如部分患者因为骨折发现了肺癌，便是由肿瘤转移到骨骼引起的。

第 二 章

早发现，
早诊断，
早治疗

肺癌早期常无明显症状，咳嗽或可为早期出现的症状，此症状和肺炎及肺结核症状相似，所以容易被误诊。但肺炎用消炎药后见效，肺结核用药后症状明显缓解，而肺癌引起的咳嗽用一般的止咳药无效，咳嗽的程度与癌细胞生长的部位有关。此后常有咳痰带血甚至咯血、胸痛、呼吸困难、声音嘶哑、喘鸣、发热以及转移后所引起的转移部位的相应症状。此外，肺癌还可通过产生激素或体液性物质分布至全身而导致多种临床表现的出现，有时激素引起的症状比肺癌本身的危害更大。

"副癌综合征"产生的症状

杵状指（趾） 常表现为第一指（趾）节末端肥大，呈鼓槌状膨大，指甲凸起变形，常伴有疼痛。

骨关节症状 肺癌细胞产生的某种特殊的内分泌物质运转至关节部位而引起关节肿痛。常出现在胫、腓、尺、桡等骨和关节，常与杵状指（趾）同时存在。此症状可在病灶很小和难于被发现时出现，在肺部病灶被切除后症状消失。这些肺外异位激素综合征引起的症状往往成为肺癌的早期信号，注意辨别这些信号有利于肺癌的早期发现。

高钙血症 常见于鳞癌，由肿瘤细胞分泌甲状旁腺激素引起。

神经肌肉综合征 为肺转移性神经肌肉病变，可发生在肺癌出现前数月甚至数年，机制不清，可发生于各型肺癌，并以小细胞肺癌多见。最常见为多发性周围神经炎、重症肌无力和肌病、小脑变性等。

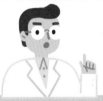

如果您有以上症状，并且目前出现以下症状时，建议及时去医院进行详细的检查：

① 刺激性干咳 2～3 周且抗感染、镇咳治疗无效。

② 近 2～3 个月持续性出现原因不明的痰中带血和咯血，且无其他原因可以解释。

③ 原有慢性呼吸道疾病，近来咳嗽性质改变者。

④ 反复同一部位发生肺炎者，尤其是出现肺不张者。

⑤ 诊断为肺结核但治疗过程中病灶增大者。

⑥ 无中毒症状，而血性、进行性增多的胸腔积液者。

⑦ 原因不明的发热且抗感染治疗效果不佳。当呼吸道症状经对症治疗用药 2 周仍不能缓解，尤其是痰中带血，刺激性干咳，原有的呼吸道症状加重时，应高度警惕肺癌存在的可能性。

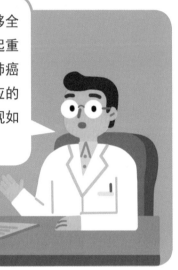

我国医疗知识普及范围不够全面，很多人出现早期症状未引起重视，甚至拖过一年半载，直到肺癌侵及周围组织或转移后引起相应的症状时才引起重视，此时会出现如下侵犯后的症状：

1 肿瘤侵犯喉返神经会出现声音嘶哑。

2 肿瘤侵犯上腔静脉，会出现面部、颈部水肿等症状。

3 肿瘤侵犯胸膜会引起胸腔积液（往往为血性），大量积液可引起气促。

4 肿瘤侵犯胸膜和胸壁，可引起持续性胸痛。

5

　　肺癌侵入肺上叶尖部可压迫位于胸廓入口的器官组织，如第一肋骨，锁骨下动脉、静脉，臂（肢）神经，颈交感神经等。产生剧烈胸痛、上肢静脉怒张、上肢水肿、胸壁和上肢运动障碍，以及同侧眼睑下垂、瞳孔缩小、眼球内陷、面部无汗等表现。

6

　　近期出现的头痛、恶心、眩晕或视物不清等神经系统症状和体征，需考虑肺癌细胞脑转移的可能。

7

　　持续固定部位的骨痛、血浆碱性磷酸酶或血钙升高应考虑骨转移的可能。

8

　　右上腹痛、肝肿大，抽血检查肝功能时发现碱性磷酸酶、天门冬氨酸氨基转移酶、乳酸脱氧酶或胆红素等数值升高，应考虑肝转移的可能。

9

　　若在皮下触及结节，则考虑为皮下转移。

10

　　血行转移到其他器官，可出现转移器官的相应症状。

许多早期肺癌都是在易感人群进行正常体检时发现的。哪些人群是肺癌的易感人群呢？

中国肺癌防治联盟、中华医学会呼吸病学分会肺癌学组、中国医师协会呼吸医师分会肺癌工作委员会制定的《肺癌筛查与管理中国专家共识》建议我国肺癌高危人群定义为年龄≥40岁，且具有以下任一危险因素者：

吸烟≥400支/年（或20包/年），或曾经吸烟≥400支/年（或20包/年），戒烟时间＜15年。

有环境或高危职业暴露史，如石棉、铍、铀、氡等接触者。

合并慢性阻塞性肺疾病（COPD）、弥漫性肺纤维化或既往有肺结核病史者。

既往罹患恶性肿瘤或有肺癌家族史者，尤其是一级亲属家族史。

存在长期被动吸烟、烹饪油烟以及居住在空气污染严重地区的生活史。

以上都是肺癌易感人群，必须定期体检

❹ 为什么要早期诊断肺癌

中国肺癌形势非常严峻，目前发病率和死亡率在所有恶性肿瘤中都位居首位。

中国肺癌病人死亡率偏高的主要原因

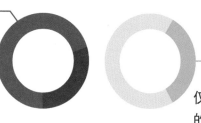

70% 的患者诊断时已经是晚期

仅三分之一的患者有手术机会

提高肺癌生存率最有效的办法就是二级预防，即早发现、早诊断和早治疗。

事实上，如果能早期诊断肺癌，通过现有的化疗、放疗、靶向治疗等手段，患者的病情可以获得最大程度的缓解并有效延长生存期。

因此早诊断、早治疗才能使患者生存时间长、生活质量提高。

我们提倡正常人有条件的应每年参加健康体检，同时高危职业人群必须每年参加体检。

重视病史和体检健康档案建立，这些健康档案有助于医生判断罹患肺癌的机会，也会在发现疑似病灶时作为证据支持，帮助医生更好地判断并且在早期做出合理的临床决定。

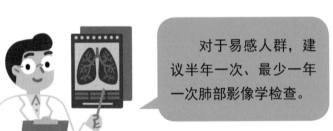

对于易感人群，建议半年一次、最少一年一次肺部影像学检查。

根据不同的检查目的，合理、有效地选择一种或多种影像学检查方法。

被怀疑肺癌的患者需要进行病理检查以确诊。

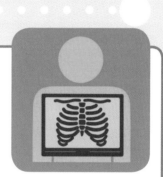

　　胸部 X 线检查费用较低、方便易行，且放射损伤少，是临床常用的影像学检查项目，包括胸部正、侧位片。

　　但胸部 X 线检查的精确度不如 CT、MRI 等方式，很难发现直径小于 6mm 的病变，且存在死角，不建议作为肺癌筛查的手段，常被用于术后复查。

　　当对胸片影像有疑问或需了解胸片显示影像的细节时，临床医生通常会建议患者针对性地选择进一步的影像检查方法（CT、MRI 等）以及其他检查方式（PET-CT、内窥镜检查等）。

7 胸部 CT 检查

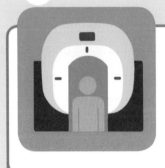

　　胸部 CT 检查能显示许多在 X 线检查中难以发现的影像信息，胸部低剂量螺旋 CT 是肺癌筛查的有效手段，胸部增强 CT 则用于肺癌诊断。

　　通过 CT 检查可以有效地检出早期周围型肺癌，进一步验证病变所在的部位和累及范围，是目前肺癌诊断、分期疗效评价及治疗后随访中最重要和最常用的影像手段。

　　对于初诊不能诊断的结节，视结节大小、密度变化，医生会要求患者定期 CT 随访。

胸部 MRI 检查可选择性地用于以下情况：

- 判定胸壁或纵隔是否受侵。
- 显示肺上沟瘤与臂神经及血管的关系。
- 区分肺门肿块与肺不张组织以及阻塞性肺炎的界限。

对禁忌使用碘造影剂的患者来说，MRI 是观察纵隔、肺门大血管受侵情况及淋巴结肿大的首选检查方法。

MRI 检查对鉴别放疗后纤维化与肿瘤复发亦有一定价值，还能鉴别脑、脊髓、脑脊膜、骨髓腔以及肾上腺、肝、脾等腹内实质脏器是否有转移。

MRI 检查费用一般高于 X 线检查。

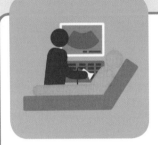

超声检查主要用于发现腹部实性重要器官以及腹腔、腹膜后淋巴结有无转移，也可用于双侧锁骨上窝淋巴结的检查。

对于邻近胸壁的肺内病变或胸壁病变，可鉴别囊性、实性以及进行超声引导下穿刺活检；超声还常用于胸腔积液及心包积液的抽取定位。

需要注意的是 B 超不能观察到肺本身的情况。

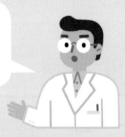

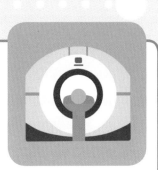

　　目前常用的其他检查有正电子发射－计算机断层扫描成像（PET-CT），单光子发射计算机断层扫描成像（SPECT）和骨核素显像（ECT）检查。

　　其中 PET-CT 检查集功能成像和解剖成像于一体，其诊断灵敏度达 90% ～ 100%，是当前临床上用于恶性肿瘤全身评估、寻找肿瘤原发灶的最佳检查方法。

　　ECT 常用于筛查肿瘤骨转移，灵敏度高，应作为常规检查用于肺癌规范治疗前和治疗后的评估阶段。

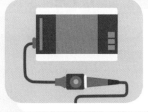

　　内窥镜检查包括支气管镜检查、纵隔镜检查、胸腔镜检查，配合病理学检查可确诊肺癌。

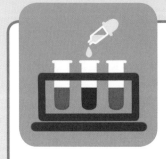

病理学检查即活体组织病理检查，是目前确诊肺癌的唯一标准，目的是协助临床对病变做出诊断或为疾病诊断提供线索，为临床用药和判断疾病预后提供依据。

病理检查方法主要依赖于细胞学、活检及手术组织学标本。

其中，细胞学标本主要来源于针吸细胞学和脱落细胞学检查，前者多指对较表浅的淋巴结和皮下病灶进行细针穿刺时抽吸的细胞标本；后者指从痰液、胸腔积液及支气管–肺泡灌洗液中获取的细胞标本。痰细胞学检查是目前诊断肺癌最简单方便的无创伤性诊断方法之一，但因敏感性低等局限性，只能对肺癌诊断起提示作用。

组织学标本主要来源于经纤维支气管镜钳取、活检枪穿刺切割以及手术切取下来的少量或较大的组织块。

　　近年来，一项新的检测技术，即液体活检的问世，为肺癌的精确诊断和治疗带来了新的希望。通过检测外周血中的循环肿瘤细胞（CTCs）和循环肿瘤DNA(ctDNA)，帮助医师进行肺癌的早期诊断、疾病进展和疗效实时评估。

　　通过专业的处理技术和流程，将活体组织制成3～4微米厚的薄片，经特定染色后，病理医师借助显微镜观察组织细胞的形态学特征做出组织学诊断。同时，借助免疫组化和分子病理检测技术等对肺癌进行组织学（鳞癌、腺癌、小细胞肺癌等）和分子分型（EGFR、ALK、ROS1等基因突变）分类，以协助临床医生制定相应的治疗方案。

肺癌应与肺结核、肺炎等疾病鉴别。肺结核的患者有可能会合并肺癌，研究也表明肺结核患者患肺癌的危险性明显增高。长期的炎症刺激也是恶性肿瘤发生的原因之一，同时肺癌患者也容易合并肺部炎症。因此，肺结核、肺炎和肺癌可以先后在同一个患者身上发病，也可能同时发病，但不管是哪种疾病，都应该积极主动地及时治疗。

肺癌与肺结核、肺炎的临床特点

肺结核	肺结核球，也称肺结核瘤，多发于肺上叶尖后段和下叶背段，影像学可见类似肿块的表现，病变多年不变，但容易与肺癌混淆，临床上一般无症状，多见于年轻患者。肺门淋巴结结核则易与中央型肺癌相混淆，多见于青少年，多有发热、盗汗等结核的症状。肺门淋巴结结核抗结核治疗有效。
肺炎	肺炎一般临床表现为咳嗽、咳痰、发热等，也可以出现影像学的肺部阴影，如果患者没有毒性症状，抗生素治疗后可缓解。慢性肺炎如果形成了团块状的炎性假瘤，也易与肺癌相混淆。
肺癌	肺癌多见于中老年人群，病灶增大速度快，呼吸道症状明显，如咳嗽、血痰、咯血、气短等，抗炎治疗和抗结核治疗无效。

13 肺癌的分期

对肺癌患者，需根据每个患者的具体情况制定治疗方案，包括年龄、体质、肺癌病理学类型、临床分期等。

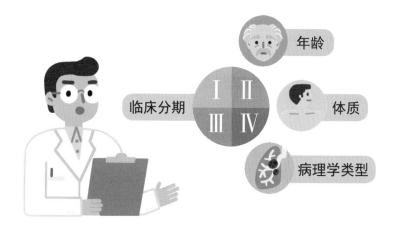

年龄

临床分期

体质

病理学类型

肿瘤临床分期是指导治疗的重要指标之一，是决定患者是否适合手术、化疗和放疗的主要条件。

一般而言，分期可以分为 I、II、III、IV 期，分期越早，治疗效果越好。

国内医学界针对肺癌治疗达成了最新共识：

对于病变局限的早期非小细胞肺癌，即Ⅰ期和Ⅱ期的患者，推荐首选使用肺叶切除加纵隔淋巴结清扫；对于不能耐受手术的患者，推荐进行放疗；靶向治疗药物不列入早期非小细胞肺癌患者术后的辅助用药范畴。

同时，可切除的Ⅲ期非小细胞肺癌（如T3N1、T1-2N2）目前首选的治疗方式是手术切除，术后辅助化疗，在通过术前纵隔镜等明确N2期诊断的前提下，可考虑化疗或放化疗作为新辅助治疗。

小细胞肺癌则推荐以化疗为主的综合治疗方式。尽管常规不推荐小细胞肺癌手术治疗，偶尔也有患者符合切除术的要求，如纵隔淋巴结阴性且无转移者。

对于不可切除的Ⅲ期非小细胞肺癌，首选治疗方式是同步放化疗，身体状态不佳、不能耐受者可考虑行序贯放化疗，即根据患者具体情况可能在放疗后再继续使用化疗。

如果患者的原发瘤阻塞支气管引起阻塞性肺炎、上呼吸道或上腔静脉阻塞等症状，也应考虑放疗。

在各种类型的肺癌中，小细胞肺癌对放疗敏感性较高，鳞癌次之。

肺癌的化疗分为：

新辅助化疗	疗程一般为
（即术前化疗）	4 个周期
辅助化疗	
（即术后化疗）	

更多周期的双药化疗并不能带来生存上的获益。

系统性化疗 —— 疗程最多不超过 6 个周期

　　肺癌的化疗方案的选择取决于病理类型和患者的情况，身体耐受差者可以选择单药化疗。

　　对于不能手术的非小细胞肺癌患者，化疗可增加生存率、缓解症状及提高生活质量，可达 30% ～ 40% 的部分缓解率，近 5% 的完全缓解率，中位生存期为 9 ～ 10 个月，1 年生存率为 40%。

常见的药物有顺铂、卡铂、长春瑞滨、吉西他滨、紫杉醇、多西紫杉醇、多西他赛和培美曲塞等。

目前对于非小细胞肺癌，一线化疗推荐治疗方案为含铂两药联合化疗，如紫杉醇＋卡铂、多西紫杉醇＋顺铂，或者长春瑞滨＋顺铂、吉西他滨＋顺铂等。

对于非鳞癌患者，一线化疗还可选用培美曲塞＋顺铂或者培美曲塞＋卡铂，二线化疗方案多推荐多西他赛或者培美曲塞单药治疗。

对于小细胞肺癌，一线治疗可以应用的化疗药物有依托泊苷（别名足叶乙苷）、伊立替康、顺铂、卡铂，常使用的联合方案是足叶乙苷＋顺铂，或足叶乙苷＋卡铂。

复发小细胞肺癌可以应用的化疗药物包括紫杉醇、多西他赛、托泊替康、伊立替康、异环磷酰胺、环磷酰胺、多柔比星等。

17 肺癌的治疗：靶向治疗

靶向治疗是以肿瘤细胞具有的特异分子为靶点，应用分子靶向药物特异性阻断该靶点的生物学功能，从分子水平来逆转肿瘤细胞的恶性生物学行为，从而达到抑制肿瘤生长甚至肿瘤消退的目的。

目前靶向治疗发展迅猛，不断有新的靶向药物被开发。

对于晚期非小细胞肺癌一线治疗，《Ⅳ期原发性肺癌中国治疗指南（2021版）》建议Ⅳ期肺癌患者在治疗前先进行分子病理学检查，即检测EGFR是否突变，再制定相应的治疗策略。

目前如果是EGFR敏感突变患者，可以使用小分子EGFR酪氨酸激酶抑制剂（如吉非替尼、厄洛替尼）进行治疗，但是如果是EGFR野生型或状态不明的患者则不建议采取这种治疗方式。

先确定分子靶点再进行相应的靶向治疗已成为全球共识。

第 三 章

做好预防,
远离肺癌

1 肺癌可预防

肺癌是可以预防的，防病比治疗更重要。

英、美等发达工业国家，20 世纪 30 年代肿瘤发生率特别是肺癌发生率相当高，但从 60 年代开始，由于有效控烟及改善大气环境，到 80 年代时，短短 20 年，肺癌的发病率和死亡率都已经明显下降。

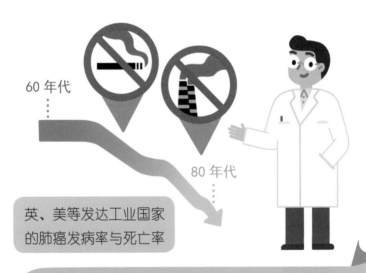

60 年代

80 年代

英、美等发达工业国家的肺癌发病率与死亡率

因此，坚持以预防为主，是降低肺癌发生率和死亡率的有效措施。

大量的流行病学研究结果显示，肺癌的发生与吸烟有相当密切的关系，吸烟能使肺癌的发病率和死亡率增高，而戒烟能使肺癌的发病率和死亡率下降。

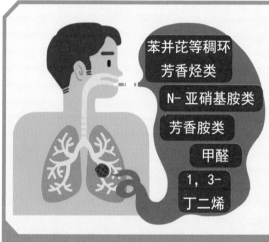

苯并芘等稠环芳香烃类

N-亚硝基胺类

芳香胺类

甲醛

1，3-丁二烯

烟草烟雾中含有7000多种化学物质，其中数百种对人体有害，有害物质中至少包括69种已知的可致癌物。

20岁以前吸烟、每天吸烟超20支、烟龄超过20年的人，是肺癌的高易感人群。吸烟者戒烟后可获得巨大的健康益处。

任何年龄戒烟均可获益

早戒比晚戒好

戒比不戒好

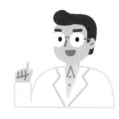

吸烟者将自己吸入的烟草烟雾向空气中播散，形成二手烟，吸入或接触二手烟称为二手烟暴露。

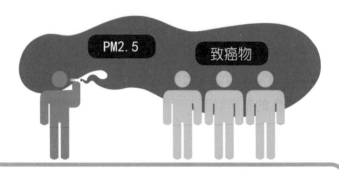

烟草烟雾因经过吸烟者的肺和口腔喷出来，会形成PM2.5 颗粒，二手烟中的 PM2.5 危害更大，能直接通过肺泡进入血液循环，同时携带烟雾中的上百种有害成分和致癌物，可导致肺癌。

因此，我们不但要以坚决的态度戒烟，而且要以坚决的态度反对二手烟污染。

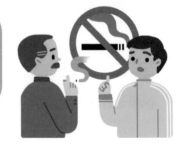

① 做好职业防护

从事肺癌高风险职业的人群需进行职业防护。

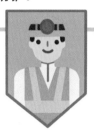

已被确认的致人类肺癌的职业因素包括石棉、砷、铬、镍、铍、煤焦油、芥子汽、三氯甲醚、氯甲甲醚、烟草的加热产物，以及铀、镭等放射性物质衰变时产生的氡和氡子、气电离辐射和微波辐射等。

这些因素可使肺癌发生的危险性增加 3 ～ 30 倍。接触石棉者肺癌和胸膜间皮瘤的发病率明显增高，潜伏期可达 20 年或更久。

此外，铀暴露和肺癌发生也有密切关系。开采放射性矿石的矿区，应尽可能地减少工作人员被辐射的量。对暴露于致癌化合物的工人，须有劳动保护措施，避免和减少其与致癌因子的接触。

发现肺部疾病要积极治疗，慢性支气管炎及肺结核等肺部疾病患者肺癌发生率高于无肺部疾病的患者，积极治疗肺部疾病有利于预防肺癌。

工业生产中产生的废气、粉尘等，交通运输工具产生的尾气，以及吸烟者呼出的烟雾，都是大气的污染源。

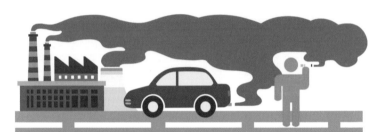

被污染的大气中含有大量导致肺癌的有害物质，在污染严重的大城市中，居民每日吸入空气中的苯并芘可超过 20 支香烟的含量，成为致癌的重要因素。

有效控制大气污染，做好大气污染的防控工作，规划工业建设项目，提供绿色出行等是预防肺癌必须做的工作。

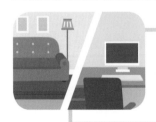

空气污染除室外大环境污染，还包括室内小环境空气污染，如家庭和工作场所。

目前造成室内空气污染的原因主要是房屋装修，由于设计、用料、施工不当而造成，主要有害物质是甲醛、苯、氨、氡气，以及其他放射性元素。

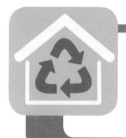

因此，房屋装修应选择符合国家安全标准的环保材料。家庭室内及办公室一定要保持通风，房屋装修后应进行空气检测，安全后才能入住。

家庭中取暖的煤烟或厨房中不完全燃烧物都是导致肺癌的危险因素，特别是对女性的影响更大。

一些农村和山区，很多家庭的燃料还是秸秆、木柴、煤，如果通风不良会使高温中的油烟气和未燃尽的煤烟气形成小于 10 微米的颗粒，这种颗粒含有大量的致癌物 3, 4-苯并芘。

因此，厨房要通风，农村山区无安装抽油烟机条件的，应建通风良好的烟囱；城市家庭厨房应安装合格的抽油烟机。

对于肺癌而言，针对致癌因素采取积极性预防措施，控制危险因素是肺癌预防的重点。

肺癌发病趋势的变化与人类生活方式如饮食、吸烟饮酒、感染等因素的改变直接相关，因此，改变不良的生活方式、合理膳食、适量锻炼、戒烟限酒、保持心理健康等，对预防肿瘤、促进身体健康具有十分重要的意义。

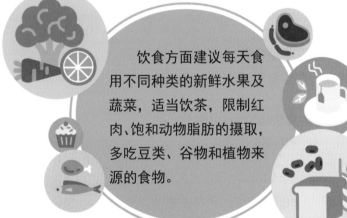

饮食方面建议每天食用不同种类的新鲜水果及蔬菜，适当饮茶，限制红肉、饱和动物脂肪的摄取，多吃豆类、谷物和植物来源的食物。

保持机体的胆固醇水平，适度调节血糖水平，保持血压水平在正常范围内均对预防恶性肿瘤有积极的作用。

7 坚持适当锻炼

　　研究发现，体力活动可影响某些肿瘤的发生，故坚持适当的体力活动，对于预防恶性肿瘤有积极的意义。

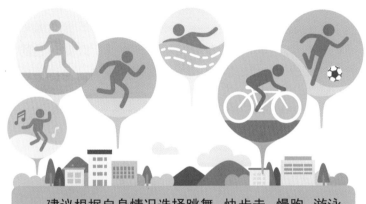

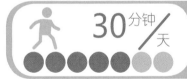

　　建议根据自身情况选择跳舞、快步走、慢跑、游泳、骑自行车等有氧活动，也可以适当进行球类活动。

　　一些健康指南也明确建议：

30 分钟/天

成年人应每天至少体力活动 30 分钟以上，每周坚持 5 天以上。

或进行较剧烈的体力活动 20 分钟以上，每周坚持 3 天以上。

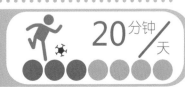

20 分钟/天

8 重视体重状态

保持健康的体重状态对于预防恶性肿瘤也有积极的作用。肥胖和恶性肿瘤的关系已经明确。

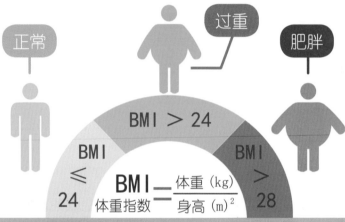

当体重指数（BMI）超过 24 时，称为过重，超过 28 时称为肥胖。近年来，肥胖已成为世界性难题。为保证健康，过重甚至肥胖者应该积极减肥。

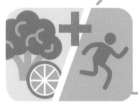

尽管严格的饮食控制对减肥有一定成效，但体力活动必不可少。药物及手术只适用于特定的肥胖人群。

减肥应从儿童时期开始重视，更应受到全社会的广泛关注。

❾ 戒烟限酒

烟草是肿瘤发生最重要的独立因素。

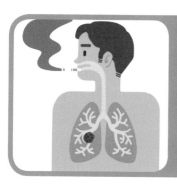

吸烟致癌及从不抽烟可降低患癌风险的事实是不容置疑的。

有证据表明，对个体而言，即使 50 岁或 60 多岁，甚至已被证实患有肿瘤的患者，停止吸烟仍然可以降低患癌风险。

对于恶性肿瘤患者而言，任何剂量的饮酒都是有害的，最好能够戒酒。

⑩ 提高自身免疫功能

　　每个人身上每天都可能有突变的癌细胞，但这并不意味着每个人都会得癌症，这是因为人体正常的免疫系统能够及时有效地将癌变细胞清除，因此，机体的免疫功能与癌症的发生密切相关。

　　免疫系统就是人体内的防御器官，而免疫系统产生的免疫活细胞组成了人体的"防御部队"，保卫着人体不受外部和内部"敌人"的侵害。

　　外部"敌人"主要包括病毒、细菌、真菌等有害的病原体，当它们入侵时，免疫系统就会产生大量的"战斗部队"将入侵者围而歼之。

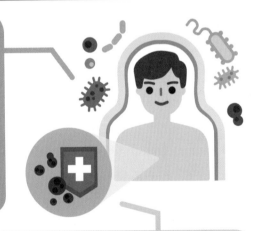

　　内部"敌人"则主要指一些突变的异常细胞，当体内产生异常细胞时，免疫系统中的监测系统能将其识别出来，然后调动"特种部队"将其消灭。

当免疫功能下降时，就无法识别出癌变的细胞；即使识别出来，免疫系统消灭癌细胞的速度赶不上癌细胞增多的速度，也可能使"漏网"的癌细胞有发展形成癌症的机会。

成年人随着年龄的增长，免疫力不可避免地呈下降趋势。因此，防控肺癌重在提高自身的免疫力，在日常生活中要养成良好的生活习惯：

 要保持良好的心态，生活中心情舒畅最重要。

 劳逸结合，在适量运动的基础上要保证足够的休息时间。

 要保证睡眠充足，睡眠质量高，如果睡眠不足或者质量不高，机体的抵抗力也会下降。

 要注意合理膳食和饮食卫生，保证机体的营养供给。

健康的生活方式是保持机体良好免疫状态的重要手段。

对于肺癌患者而言，合理膳食有助于补充机体代谢所需的能量和提高机体免疫能力，对健康具有十分重要的意义。因此，肺癌患者一旦确诊，应由医院营养科对患者的身体状态进行系统评估，基于评估结果制定相应的营养支持和饮食护理方案。

1 术前肺癌患者的饮食注意事项

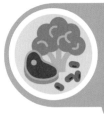

对营养不良患者，如无吞咽困难，可自主进食的，应酌情予肠内营养制剂，以高能量、高蛋白、高维生素饮食为主，以补充营养，为手术创造良好条件。

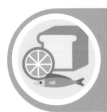

肥胖患者会因脂肪过多而影响伤口愈合，应在术前适当控制体重，予适量低脂肪、低能量、高蛋白饮食。

2 术后肺癌患者的饮食调配

手术创伤会引起一定程度的消化系统的功能障碍，应尽早补充肠内营养制剂。

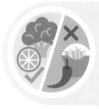

若患者无胃肠道不适，可适当补充含丰富维生素的新鲜绿色蔬菜和水果，选用能增强机体免疫力的食品，避免食用过分刺激性食品，如酸、辣、油炸食品等。

3 放化疗患者的饮食注意事项

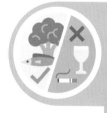

可根据患者口味合理调配饮食，给予高营养且容易消化的饮食，建议多吃高维生素类食物（新鲜蔬菜、水果、谷类），同时补充高蛋白食物（豆类、蛋类、奶、鱼、瘦肉等），避免食用过酸、过辣、过甜、过硬等刺激性食物，戒烟酒。

对高危人群应进行预防性筛检，积极治疗癌前病变，阻断癌变发生。

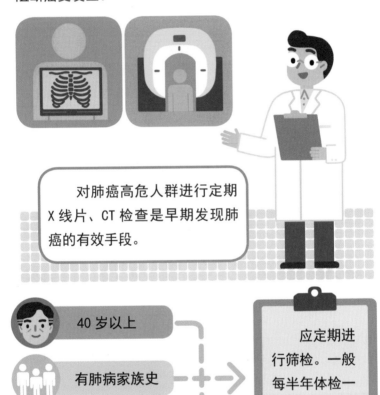

对肺癌高危人群进行定期 X 线片、CT 检查是早期发现肺癌的有效手段。

40 岁以上

有肺病家族史

重度吸烟史

应定期进行筛检。一般每半年体检一次。